혼자서도 할 수 있는

셀프 근막 스트레칭

타케이 히토시 | 김 효 철 · 백 형 진

혼자서도 할 수 있는

셀프 근막 스트레칭

발 행	2019년 1월 30일
지은이	타케이 히토시
옮긴이	김효철, 백형진
발행인	홍 성 혁
발행처	신흥메드싸이언스
디자인	박 은 경
주 소	서울시 영등포구 양산로 53, 501호 (양평동3가, 월드메르디앙비즈센터)
등록번호	제318-2007-000077호
전 화	02-2165-8670
팩 스	02-2165-8675
홈페이지	www.shmed.co.kr
I S B N	978-89-6498-066-8 13510
정 가	15,000원

옮긴이 약력

김 효 철

- 원광디지털대학교 한방미용예술학과 교수
- 세계중의약학회연합회 미용전업위원회 부회장
- 실전 근육 기능 평가법, 클리니컬 마사지 외 대표 역자

백 형 진

- 국민대학교 스포츠문화산업 건강관리(헬스케어) 지도교수
- 대한예방운동협회 협회장
- B.M Company 바디메카닉 사외이사
- 국제재활코어필라테스 교육이사
- '프리햅 운동' 대표역자 및 이외 다수 공역

통증 치료와 미용을 위한 근막 이완 가이드!

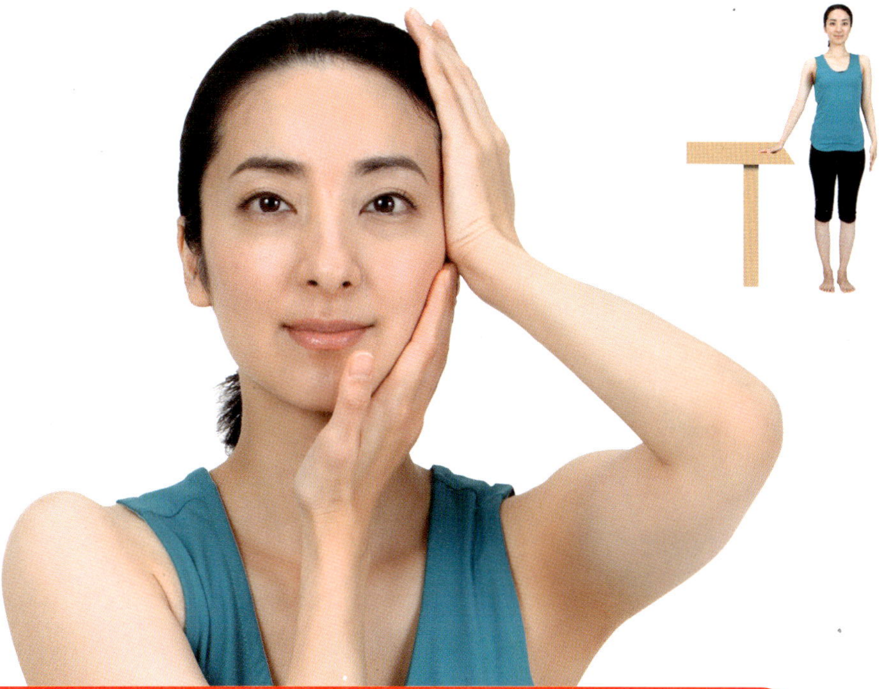

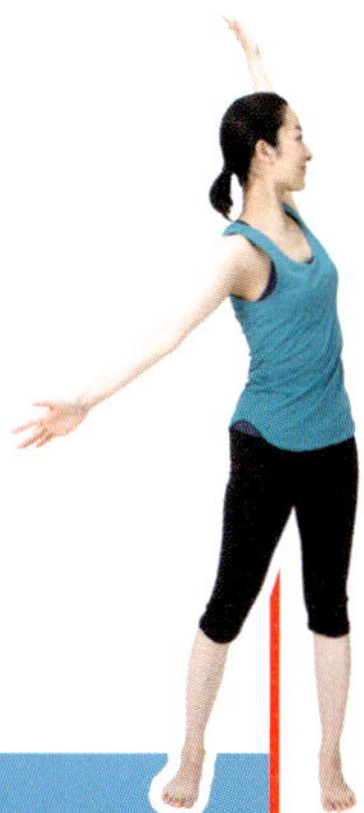

혼자서도 할 수 있는

셀프 근막 스트레칭

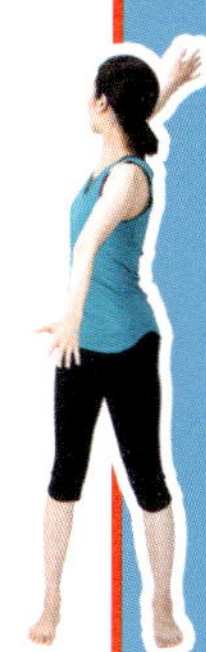

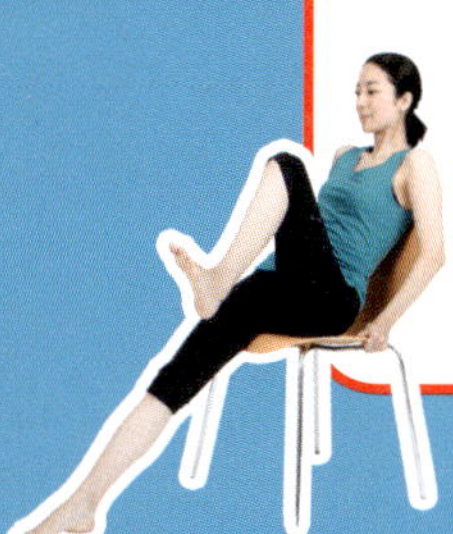

타케이 히토시 | 김 효 철 · 백 형 진

신흥메드싸이언스

시작하기 전에

사람은 태어나면서부터 싸움을 시작합니다.
건강하게 성장하고, 건강하게 나이를 먹기 위한 삶의 투쟁입니다.
그 싸움은 근막의 왜곡(삐뚤어짐)을 바로잡기 위한 싸움이라 해도 과언은 아닐 것입니다.

사람이 각각의 발달 속에서 바른 자세로 올바른 운동 패턴을 배우고, 유연성과 근력·근지구력의 밸런스를 최적인 상태로 유지하면서 건강하게 나이를 먹는 것은 정말로 어려운 일입니다.

자세의 비대칭성이나 운동 패턴의 습관은 지금까지의 인생을 나타내는 거울과도 같습니다.

인생은 뒤돌아봤을 때,

- **가르마를 어느 쪽으로 타는지**
- **바닥에 앉을 때 오른쪽으로 다리를 뻗는지, 왼쪽으로 다리를 뻗는지**
- **양반다리로 앉는지, 무릎을 꿇고 앉는지**
- **잘 때 어느쪽이 아래가 되는 것이 편한지**
- **다리를 꼬고 앉을 때 어느 쪽이 위로 올라가는지**
- **식탁에서 자신의 자리와 텔레비전의 위치는 어떠한지**
- **스마트폰을 보거나 게임을 할 때 등이 둥글게 굽어 있지는 않은지**

- **지하철에서 자리에 앉을 때 엉덩이가 앞으로 나와 있는지**
- **일할 때나 섰을 때의 자세는 어떠한지**
- **서 있을 때 어느 쪽 다리를 앞으로 내미는지**
- **숄더백을 어느 쪽 어깨에 걸치는지**

그리고

- **다친 적은 있는지**

…등등 여러 가지 요인이 지금의 자신을 형성하고 있는 것입니다.

어렸을 때 바르게 자세를 잡도록 지도를 받았다면, 젊을 때 자신의 버릇을 알아채고 그것을 고치려고 노력했다면, 중년이 되어 불균형을 알아서 그것을 고치는 방법을 알았다면..

지금이라도 늦지 않았다면 노력해서 고치고 싶다.

아이에게도 알려주고 싶다.

이러한 생각을 하고 있다면 근막 이완이야말로 제격입니다.

진짜로 근막 이완을 체험해보지 않겠습니까?

목 차

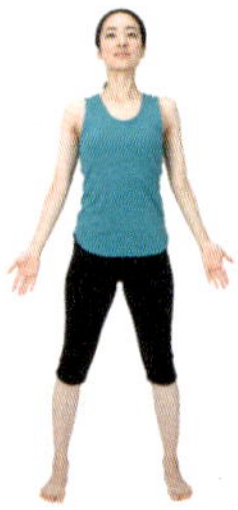

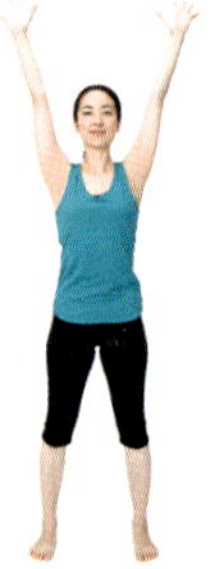

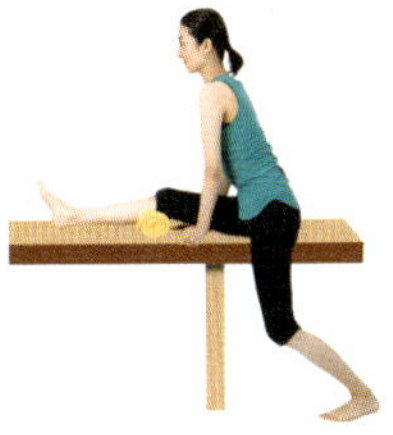

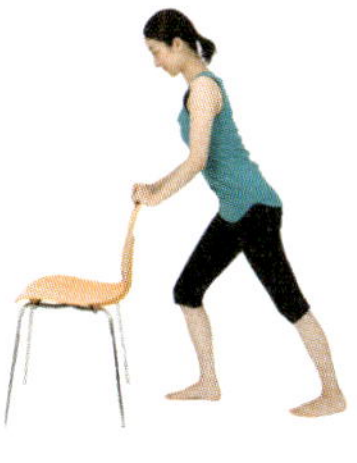

Chapter

1

「근막」이란 무엇인가?

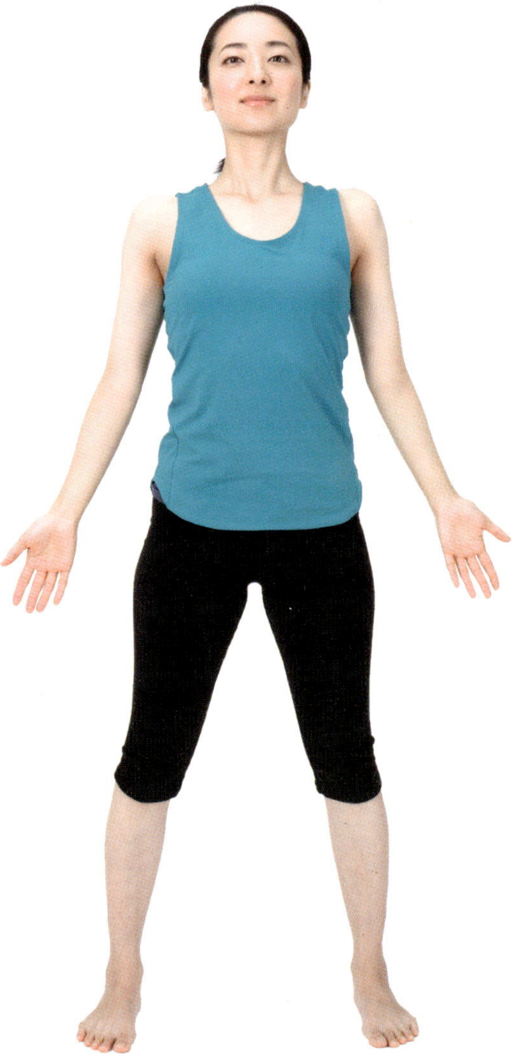

근막이란 말은 요즘 TV나 잡지에서 갑자기 언급되기 시작했습니다. 제가 1995년부터 근막에 대한 중요성과 치료 방법을 소개하고 있었으나 처음에는 별로 주목받지 못했습니다.

10년 전에도 TV에서 소개하고, 그 후에도 몇 번 소개 했지만, 여전히 그 중요성을 깨닫지 못하고 큰 반향을 일으키지 못했던 기억이 있습니다.

그도 그럴 것이, 근막에 관한 연구가 비약적으로 진행되어 온 것이 약 40년 전부터입니다. 의학계에서는 근막의 순기능들이 밝혀지면서 '정형외과 분야의 신데렐라'로 불리며, 현재는 통증을 이해 할 수 있는 슈퍼스타로 여기고 있습니다. 일본에서도 근막에 대한 관심이 높아지고, 현재는 일반인도 근막이라는 말을 알게 되었습니다.

그러나 유감스럽게도 근막의 진짜 의미를 모르는 사람들이 많아서 민간요법으로 '근막 뜯기'라는 잘못된 방법까지 유행하고 있습니다.

근막을 제대로 이해한다면 근막은 무리하게 뜯는 것이 아닌 '이완(긴장을 풀어줌)'하는 것이 올바른 방법이라는 것을 알 수 있을 것입니다.

그럼, 지금부터 근막이 무엇인지 살펴보겠습니다.

근막이란?

영어로는 'Fascia'라고 씁니다. Fascia의 한국어 번역은 '막' 또는 '근막'입니다.

막(넓은 의미)은 근막 이외에도 인대나 관절주머니, 건막, 장기주머니, 지지띠, 척수경질막, 대뇌낫, 소뇌낫, 소뇌천막 등 여러 가지 조직을 포함합니다. 근막(좁은 의미)은 얕은근막, 깊은근막(건막·근막)·근육바깥막·근육다발막·근육속막의 다섯 가지를 말합니다.

좁은 의미의 근막을, 'Myofascia'라고 쓰는 경우도 있습니다.

근막은 단어 그대로 근육을 감싸고 있는 막이지만 근육섬유의 안쪽까지 연결되어 있습니다. 또한, 내장의 장막 아래에 있는 근막(가슴막, 심장막, 복막의 섬유층)으로도 이어집니다. 이 근막은 전신에 걸쳐 둘러싸고 있기 때문에 근막 외 다른 것을 제거해도 몸의 형태가 남아 '제2의 골격'이라고도 불리는 중요한 존재입니다.

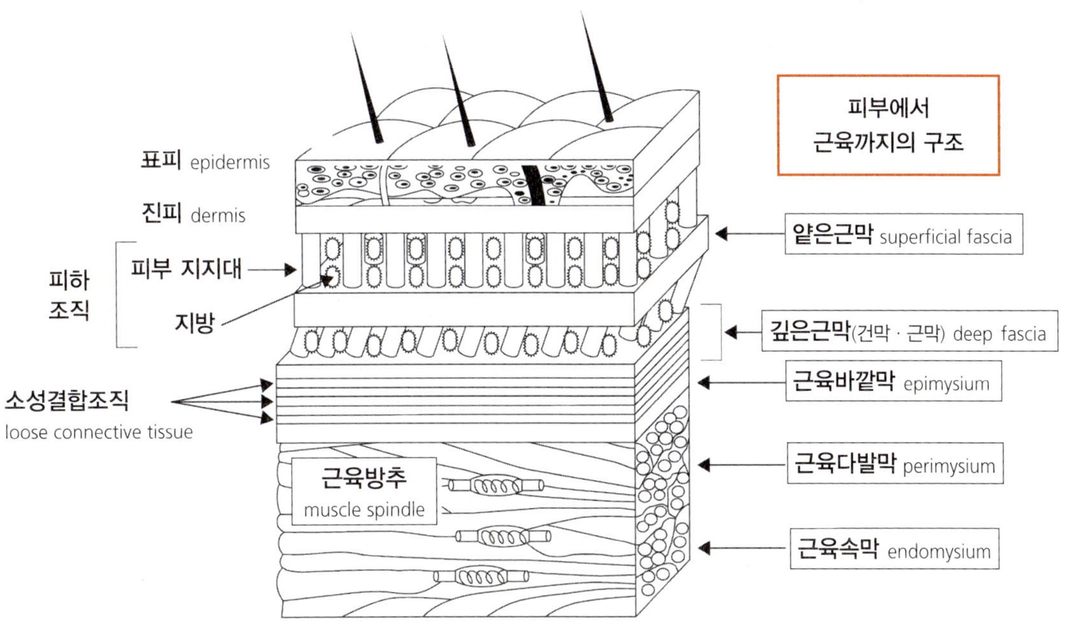

그림 1

주요 근막으로 피부 아래의 피하조직에 있는 얕은근막과 근육의 위를 바디슈트(body suit)처럼 감싸고 있는 깊은근막, 그리고 근육 표면의 얇은 근육바깥막(평균 두께: 297㎛), 깊은근막이 근육 속에 들어가 근육의 무리를 감싸는 근육다발막, 근육다발막이 근육의 무리 속에 들어가 근육섬유 하나하나를 감싸는 근육속막이 있습니다(그림 1).

얕은근막은 피하조직의 지방층에 있어서 모든 방향으로 움직일 수 있습니다(그림 2). 여기에는 모세림프도 존재하기 때문에 피부와 얕은근막의 부드러운 움직임은 부종을 막는 역할도 합니다.

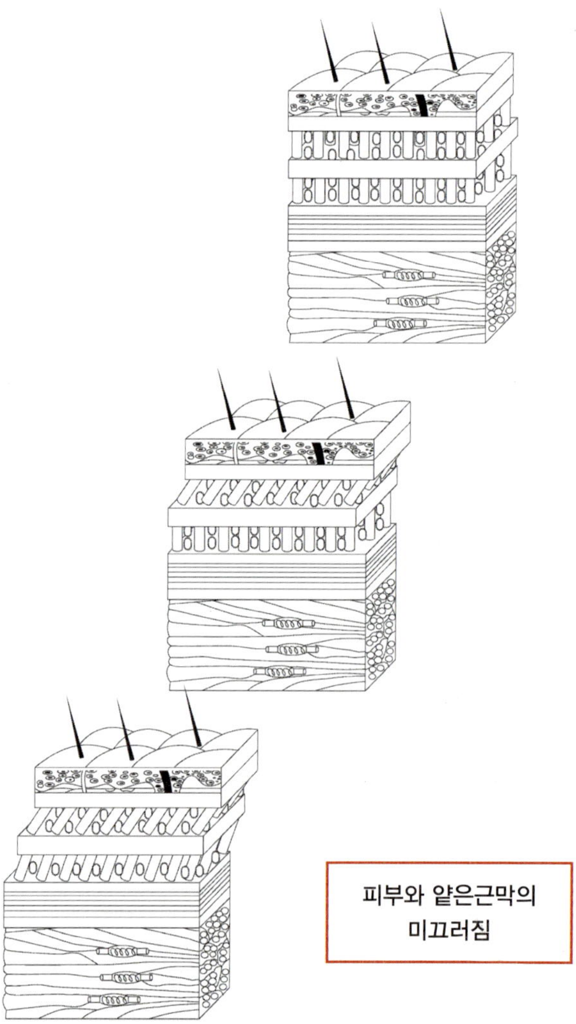

그림 2

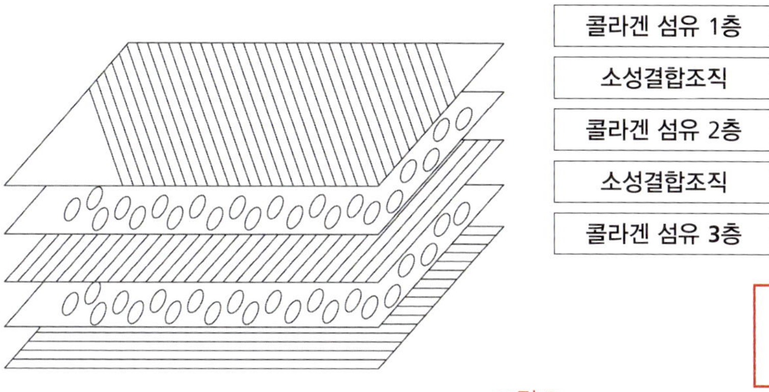

깊은근막의
3층 구조

그림 3

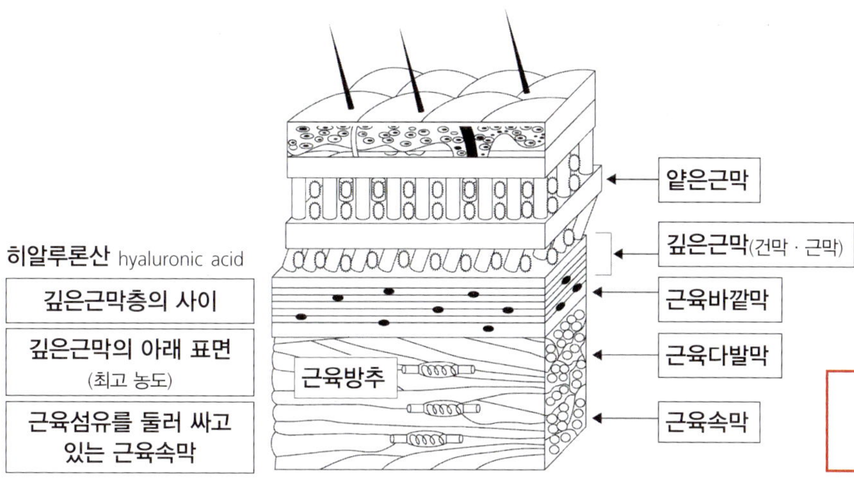

히알루론산이
미끄러짐을 도움

그림 4

깊은근막은 3층 구조로 되어 있으며(그림 3), 두께는 약 1mm입니다. 대각선, 세로, 가로 방향의 3층 구조로 되어 있습니다. 각층의 사이에는 물 먹인 솜과 같은 소성결합조직과 히알루론산이 분포되어 있어서 몸의 다양한 움직임에 맞춰서 깊은근막의 각층이 자유롭게 움직일 수 있습니다. 그리고 근육 표면과 근육바깥막 사이에도 소성결합조직과 히알루론산이 분포되어 있어서 서로가 부드럽게 움직일 수 있게 됩니다. 서로 이웃한 근육끼리 마찰이 일어나지 않도록 돕는 역할도 합니다. 또, 이 히알루론산은 근육속막의 사이에 있어서 각각 근육섬유의 부드러운 움직임을 돕습니다(그림 4).

히알루론산은 관절 내 중요한 성분이지만 근막에서도 매우 중요한 역할을 합니다.

콜라겐(교원)섬유, 엘라스틴(탄성)섬유란?

근막은 '콜라겐 섬유'와 소량의 '엘라스틴 섬유'로 이루어져 있습니다(그림 5). 근막 중에서도 깊은근막에는 엘라스틴이 적고 근육속막은 대부분이 콜라겐으로 이루어져 있습니다.

콜라겐에도 여러 가지 유형이 있으며 근막의 콜라겐은 I형 콜라겐으로 불리우며, 연골과 같은 II형 콜라겐과는 차이가 있습니다. I형 콜라겐은 가장 많이 존재하며 피부나 근막, 힘줄, 뼈 등에서 볼 수 있습니다.

피부나 근막, 근육은 판이나 콘크리트처럼 딱딱하지 않아서 외부의 힘이 가해지면 그 힘에 저항하지 못하고 받아들여 모양을 바꿔야 하는데, 이것이 콜라겐의 역할입니다. 외부의 힘은 누군가와 부딪히거나 팔을 당기는 것뿐만 아니라 의자에 앉을 때 엉덩이의 변형이나 안 좋은 자세에서 등이 굽은 상태, 지방이 증가하여 모양이 변하는 것과 같은 여러 가지 형태를 말합니다.

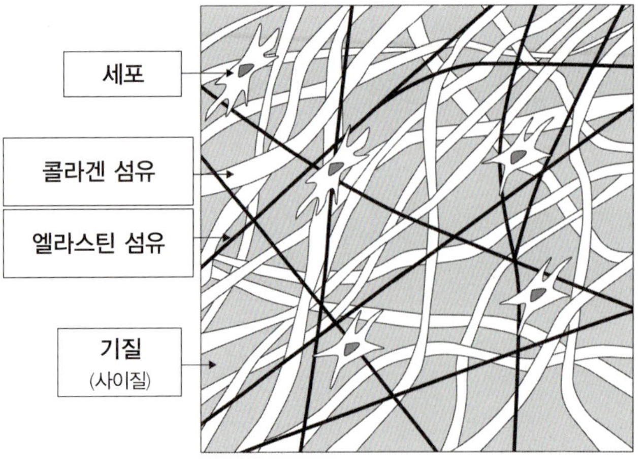

근막의 콜라겐 섬유와 엘라스틴 섬유

그림 5

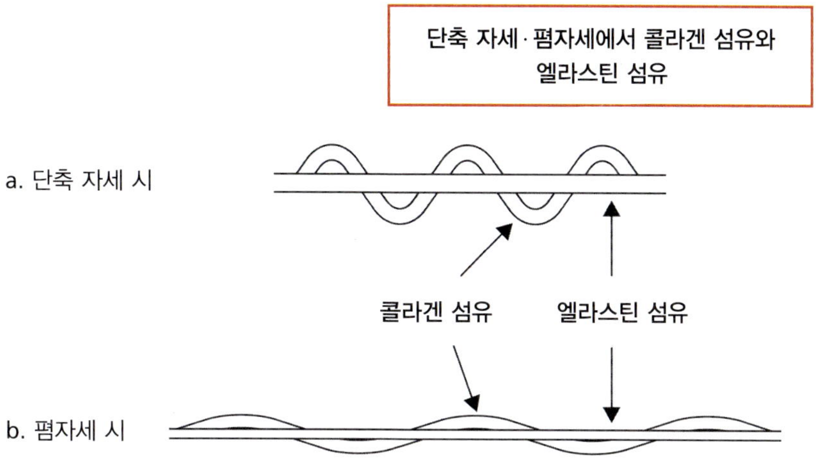

그림 6

콜라겐은 몸의 형태를 조정하거나 몸의 움직임에 맞춰서 해먹처럼 모양을 바꿀 수 있습니다. 또, 자유자재로 모양을 바꿀 수 있을 뿐만 아니라 가죽벨트처럼 당겨질 때는 그 힘에 대응할 수도 있습니다.

한편, 엘라스틴과 콜라겐은 섞여서 존재합니다. 이 엘라스틴은 고무 튜브처럼 신축력이 있어서 몸에 가해진 힘이 없어지면 원래대로 돌려주는 역할을 합니다.

예를 들어, 의자에 앉았을 때 엉덩이의 모양은 찌부러지고 넓게 퍼지는데, 이때 엘라스틴은 고무처럼 늘어나고 콜라겐은 해먹처럼 모양을 변하게 합니다(그림 6-b). 잠시 후 의자에서 일어나면 원래의 엉덩이 모양으로 돌아옵니다. 이것은 엘라스틴이 고무처럼 원래 길이로 돌아가는 동시에 콜라겐이 원래의 모양으로 복원하기 때문입니다(그림 6-a).

즉, 콜라겐과 엘라스틴은 서로 협력하여 몸에 가해진 긴장을 제어하고 있는 것입니다.

밀성 불규칙성 결합조직: 콜라겐 섬유 안은 삼차원적인 네트워크를 형성하여 모든 방향에서의 압력에 대해서 저항성을 나타냅니다. 다량의 굵은 콜라겐 섬유가 조밀하게 교차하여 치밀한 섬유 모양의 망으로 되어 있고, 콜라겐 섬유 사이에는 엘라스틴 섬유망이 펼쳐져 있습니다. 진피나 공막, 각막, 근막 등 힘이 가해지는 부위에 많고, 기질량과 세포 성분이 적은 것이 특징입니다.

근막에 문제가 생기면?

나쁜 자세나 한쪽으로 치우친 동작을 오랫동안 지속하면 몸의 일부에 불필요한 부담이 가해져서 자세가 비대칭이 되어 근막이 자유롭게 움직일 수 없게 됩니다. 또한 같은 동작을 반복하거나 같은 자세를 장시간 지속하거나, 상처가 생기는 것으로 근막은 점점 자유도를 잃게 됩니다.

이렇게 되면 근막이 비틀어져 근육바깥막의 콜라겐과 엘라스틴이 한 부분에 뭉치게 되고, 콜라겐과 엘라스틴을 감싸고 있는 수용액(기질)이 젤라틴처럼 굳어져 콜라겐과 엘라스틴이 자유롭게 움직일 수 없게 됩니다(그림 7). 유동성의 수용액 즉 졸(sol)상태가 근막 일부에 몰려(고밀도화) 기질이 탈수되어 젤라틴과 같은 겔(gel)상태로 바뀌게 됩니다. 또한, 미끄러짐을 원활하게 도와주는 히알루론산도 한쪽으로 모이게 되어 젤라틴 모양으로 변하여 점조도(consistency)가 높아지게 됩니다. 이것을 근막의 기능 이상이라고 합니다.

근육·근막 기능 이상: 근막의 고밀도화·기질의 겔(gel)화·히알루론산의 응집화

이 때문에 근막 위에 있는 피부와 근막 아래에 있는 근육이 각각 움직이기 힘들어집니다. 깊은근막은 근육바깥막 위를 연결하는 스웨터와 같습니다. 이 깊은근막에 근육바깥막에서 근육섬유의 일부가 들어가 있기 때문에(그림 8) 근육을 감싸는 근육바깥막에 문제가 생기면 그 위에 있는 깊은근막을 통해 그 비틀어짐은 관절을 넘어 다른 근육까지 계속적으로 파급되어 갑니다(그림 9).

비틀어진
근막

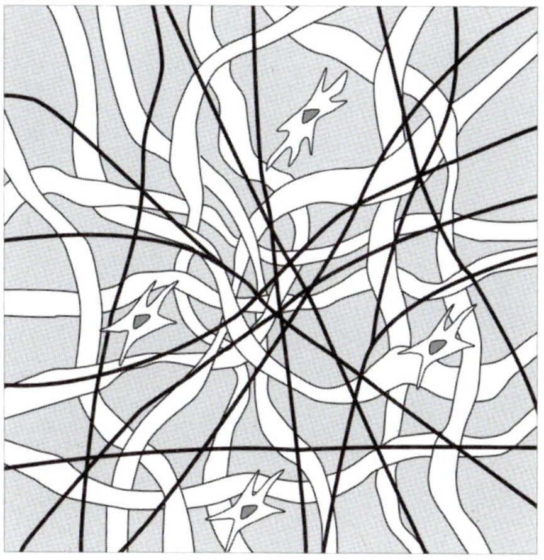

그림 7

근육바깥막에서 깊은근막으로
근육섬유가 파고들어감

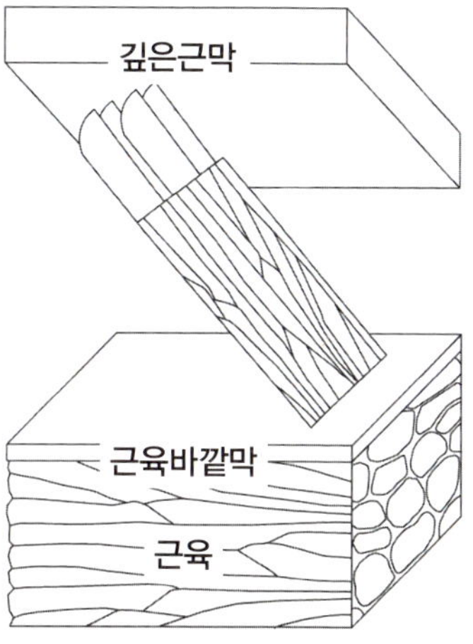

그림 8

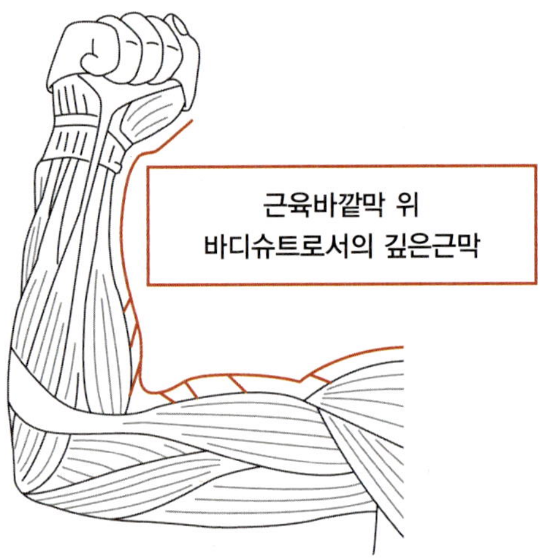

그림 9

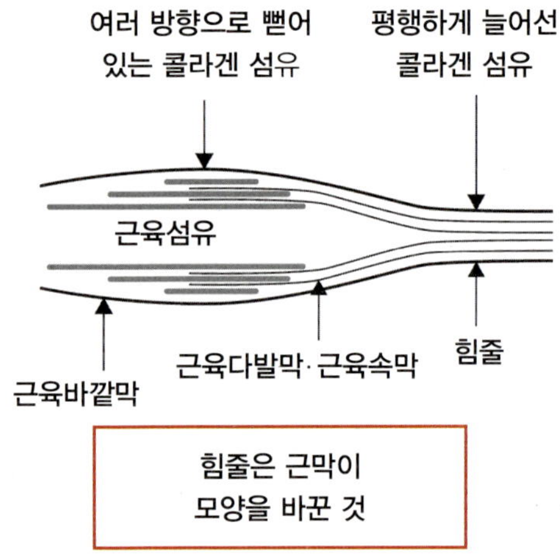

그림 10

그 결과, 근육바깥막, 근육다발막, 근육속막을 통해 각각의 근육섬유의 움직임이나 기능이 나빠지게 되고, 충분한 근력을 발휘할 수 없게 되어 유연성도 떨어지게 됩니다. 운동하는 사람은 퍼포먼스도 나빠지고, 부상을 유발하기도 합니다.

근막에 문제가 있는 사람은 관절 주위에 통증을 느낍니다. 원인은 근육이 힘을 낼 때 근육이 딱딱해지는 부분의 근육바깥막에 있는데, 통증은 관절에서 느끼는 것입니다. 하지만 실제로는 근육바깥막의 특정 부분을 누르면 팔짝 뛰어오를 정도로 아픈 곳이 있습니다. 그렇다면 왜 관절 주위에서 느껴지냐면 근육바깥막·근육다발막·근육속막의 콜라겐 섬유가 평행하게 배열되도록 모양을 변화시키고, 힘줄을 만들기 때문입니다(그림 10). 근막의 긴장이 힘줄을 잡아당기게 되고 힘줄이 관절의 주머니를 자극하게 되면 관절주머니의 통증수용체가 아픔을 느끼게 됩니다. 이처럼 근막에 문제가 있는 사람들은 관절 주위에 통증을 느끼는 경우가 많지만 사실은 관절에 문제가 있는 것이 아닌 근막에 문제가 있는 경우가 많습니다.

근막에 감싸있는 운동감각수용기: 근육수용기(muscle receptor)로 근육방추·골지힘줄기관·파시니소체(Pacinian corpuscle)·자유신경종말을, 관절수용기(joint receptors)로는 루피니소체(Ruffini's corpuscle)·파시니소체·골지소체(golgi corpuscle)·자유신경종말을 감싸고 있습니다.

밀성 규칙성 결합조직: 콜라겐 섬유다발을 다량으로 포함하고 있으며 배열이 일정하게 되어 있어서 강한 압력에 저항할 수 있습니다. 견인되거나 펴지는 부위에 많이 분포하며 힘줄, 인대, 건막 등이 대표적입니다.

근막에 기능 이상이 생기면 그 이상을 다른 부위에서 보호하기 위해 문제가 발생합니다. 즉 깊은근막을 통해 넓은 범위로 근막 이상이 파급되어 버립니다. 그리고 근막 자체 스스로 해결할 수 없게 되어 바른 자세의 유지나 동작에 제한이 생깁니다. 그 결과, 근막 통증, 근력 감소, 유연성 감소, 운동 퍼포먼스 감소, 일상생활 활동의 감소 등이 야기됩니다.

또한 근막은 혈관이나 신경 및 림프관을 지지하는 것 외에도 이들을 통과시키는 매우 중요한 기계적 기능도 있습니다. 근막이 뒤틀리면 근육이나 혈관, 신경까지 영향을 주게 됩니다.

근막 이완은 이 근막의 비틀림이나 뒤틀림을 해소하기 위한 매우 효과적인 방법입니다.

근막의 연결이란?

근막은 근육바깥막과 깊은근막을 통해 여러 방향으로 이어집니다. 기본적으로는 여섯 방향입니다(그림 11).

앞쪽 운동의 연결은 팔이나 다리를 앞쪽으로 움직이거나 몸을 굽힐 때의 연결입니다.

뒤쪽 운동의 연결은 팔이나 다리를 뒤쪽으로 움직이거나 몸을 뒤로 젖힐 때의 연결입니다.

안쪽 운동의 연결은 팔이나 다리를 몸에 가깝게 하거나 몸을 똑바로 유지할 때의 연결입니다.

바깥쪽 운동의 연결은 팔이나 다리를 몸에서 옆으로 움직이거나 몸을 좌우로 굽힐 때 연결입니다.

안쪽 돌림 운동의 연결은 팔이나 다리를 안쪽으로 비틀거나 몸을 안쪽으로 돌릴 때의 연결입니다.

바깥쪽 돌림 운동의 연결은 팔이나 다리를 바깥쪽으로 비틀거나 몸을 바깥쪽으로 돌릴 때의 연결입니다.

근막 연결의 여섯 방향

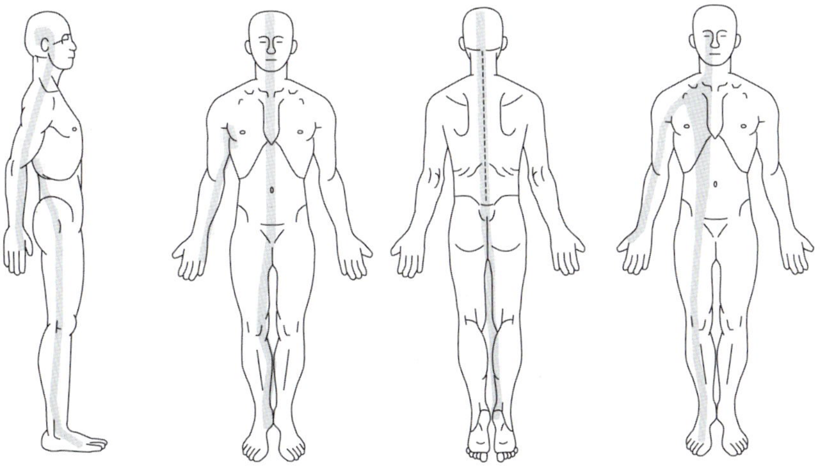

근막의 바깥쪽 연결　　근막의 안쪽 연결　　근막의 앞쪽 연결

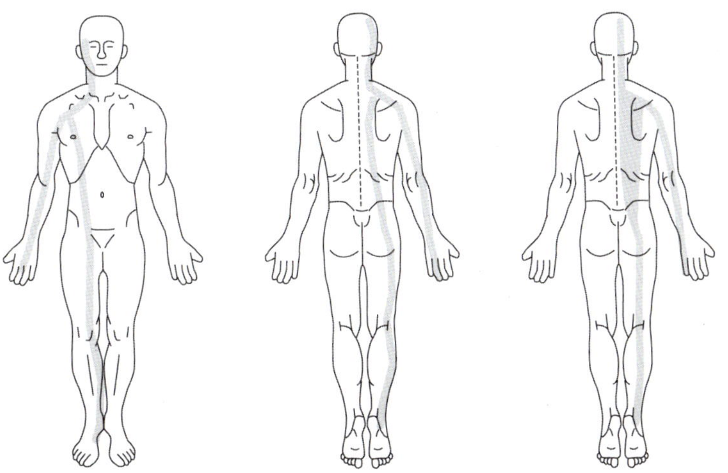

근막의 안쪽 돌림 연결　　근막의 바깥쪽 돌림 연결　　근막의 뒤쪽 연결

그림 11

이 외에도 대각선 연결이 있습니다. 앞쪽과 바깥쪽 사이의 움직임 연결, 앞쪽과 안쪽 사이의 움직임 연결, 뒤쪽과 바깥쪽 사이의 움직임 연결, 뒤쪽과 안쪽 사이의 움직임 연결 등 네 가지입니다(그림 12).

대각선의 근막 연결

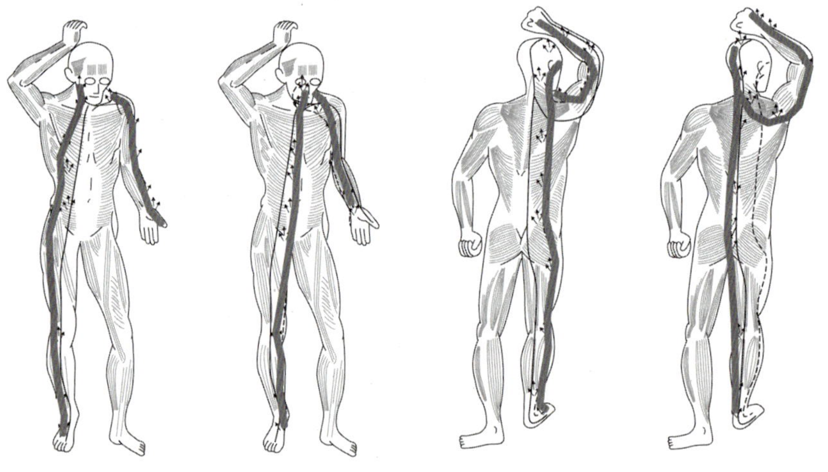

앞쪽-바깥쪽의 근막 연결 | 앞쪽-안쪽의 근막 연결 | 뒤쪽-바깥쪽의 근막 연결 | 뒤쪽-안쪽의 근막 연결

그림 12

또한 근막의 나선형 연결도 있습니다. 앞쪽-바깥쪽에서 시작하는 근막 나선의 연결, 앞쪽-안쪽에서 시작하는 근막 나선의 연결, 뒤쪽-바깥쪽에서 시작하는 근막 나선의 연결, 뒤쪽-안쪽에서 시작하는 근막 나선의 연결의 네 가지입니다(그림 13). 이것은 걷기, 달리기, 그리고 던지기, 비행 등의 스포츠 동작에 있어서 매우 중요합니다.

이처럼 근막은 다양한 방향으로 연결되어 있습니다. 근막 이완은 이 연결처럼 비틀어짐과 뒤틀림을 부드럽게 치료할 것입니다.

근막 나선의 연결

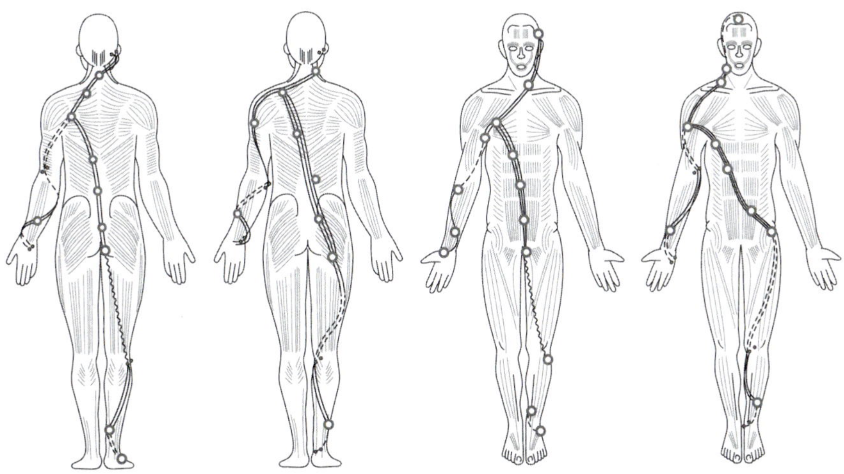

앞쪽-바깥쪽에서 시작하는 근막 나선의 연결 | 앞쪽-안쪽에서 시작하는 근막 나선의 연결 | 뒤쪽-바깥쪽에서 시작하는 근막 나선의 연결 | 뒤쪽-안쪽에서 시작하는 근막 나선의 연결

그림 13

'근막 이완'이란?

근막 이완(근막 스트레칭)의 목적은 근막의 비틀어짐이나 뒤틀림을 원래대로 되돌리고, 근육과 근막의 올바른 움직임과 점탄성을 회복시켜 근육이 제대로 움직일 수 있도록 회복하는 것입니다.

특히 깊은근막은 삼차원적인 신체의 연속적인 조직으로, 막에 강도와 형태를 부여하는 콜라겐 섬유와 형태기억성과 신축성을 부여하는 엘라스틴 섬유로 이루어져 있으며, 모든 자세와 운동제어에 중요한 요소입니다.

따라서 근막의 비정상적인 유착은 근막과 그 깊은 부위에 있는 근육과 내장 등 모든 조직의 결합하는 성질이나 운동성을 저하시키고, 항중력 자세의 유지나 원활하고 효율적인 운동의 기능 제한 또는 변비나 소화불량 등의 내장 기능의 감소를 초래하게 됩니다.

근육과 근막의 불균형, 특히 성장에 따른 장기간의 불균형에 의해 증상이 만성화하고 있는 경우에는 근막 이완과 같은 치료가 꼭 필요합니다.

이완이란 제한을 '해제', '풀다'라는 것을 의미합니다. 사방팔방으로 교차되어 있는 콜라겐 섬유와 엘라스틴 섬유의 실타래를 시간을 두고 풀어 주는 것이 근막 이완의 기본입니다. 일반적인 스트레칭은 평행하게 뻗어있는 근육섬유를 당겨서 늘이듯이 일정한 방향으로 늘이는 것을 의미하는데, 이완(근막 스트레칭)은 일정한 방향이 아닌 여러 방향으로 풀어내는 방법입니다. 절대로 무리하게 근막을 뜯듯이 하면 안됩니다. 근막을 다치게 하고 기능 이상을 더욱 악화시키기 때문입니다.

다시 한번 말하지만 깊은근막 이완의 목적은 교차하고 있는 콜라겐 섬유와 엘라스틴 섬유가 한쪽에 몰린 상태(고밀도화)를 풀어주는 것입니다.

근막의 기질은 끈끈한 겔(gel) 형태로 되어 있기 때문에 이것을 유동성의 수용액인 졸(sol) 상태로 변화시키려면 많은 시간이 필요합니다. 특히 콜라겐은 잘 풀리지 않아 이를 풀어주기 위해 무리한 힘을 가하면 역효과가 나타날 수 있습니다. 대신 부드럽고 지속된 기분 좋을 정도의 압력(늘림)은 뭉친 기질의 밀도를 변화시키고 콜라겐 섬유의 제한을 풀어주게 됩니다.

근막을 이완시키면 처음 10초 정도는 엘라스틴 섬유가 늘어납니다. 그 후 늘어난 상태가 멈추면 이것이 콜라겐 섬유의 제한입니다. 여기부터가 진정한 이완입니다. 기분 좋을 정도의 늘인 상태에서 90초에서 3분(최고 5분) 정도 지속하면 콜라겐 섬유의 제한이 이완되어 근막의 실타래(뒤틀림)가 풀어져 갑니다.

사람은 일상생활에서 지나칠 정도로 근막을 굳게 만듭니다. 하루 일을 마치고 시간을 들여서 근막 이완을 하는 것은 힘든 일입니다. 이상적인 것은 하루 중에 근막이 굳어지지 않도록 정기적으로 긴장을 풀어주는 것이 중요합니다.

오전 중, 오후, 목욕 후처럼 적어도 하루 3번 근막을 이완하여 근막의 뭉침을 풀어주도록 합니다. 이완을 2주간 지속하면 신체의 움직임이 가벼워집니다. 2주를 더 하면 주위 사람들에게 '자세가 좋아졌네', '허리가 펴졌네', '걷는 자세가 예뻐졌네'라는 말을 들을 수 있을 것입니다.

문지르거나 두드리면 안 되나요?

절대 안되는 것은 아닙니다. 그 근육에만 문제가 있다면 가능합니다. 그러나 지금까지 설명한 것처럼 근육 위에 있는 깊은근막이 넓은 범위로 문제를 파급시켜 가는 경우가 대부분입니다. 어깨 결림의 원인이 예전 손목 부상이나 발의 염좌였던 경우도 많습니다. 그렇게 되면 근막의 연결에서 푸는 것이 중요하게 됩니다.

스스로 어깨근육인 등세모근(승모근)을 문지른 경우와 근막 이완을 한 경우 근육의 굳기 차이를 초음파 탄성검사(elastography)로 보면 빨간 부분이 부드럽고, 파란 부분이 딱딱한 부분을 나타내는데 문지른 경우에는 표면의 근육(등세모근 상부 섬유)은 빨갛게 되어 있지만, 깊은 곳의 어깨올림근(견갑거근)까지는 영향이 미치지 않은 것을 알 수 있습니다(그림 14-b).

이에 반해 근막 이완을 스스로 한 뒤에는 표면뿐만 아니라 깊은 곳의 어깨올림근까지도 빨간색 또는 오렌지색으로 변하여 부드러워졌다는 것을 알 수 있습니다(그림 14-c). 이 때 어깨의 근막 이완을 1회, 90초만 한 결과입니다. 그럼에도 효과가 있다는 것이 잘 나타나있습니다.

즉, 근막 이완은 밀푀유(millefeuille, 프랑스 디저트의 한 종류)처럼 딱딱해져 있는 깊은 곳의 근육까지 풀어주는 효과가 있는 것입니다. 넓은 범위는 물론이고 깊은 곳까지 풀어주는 것이 근막 이완의 특징이라고도 할 수 있습니다.

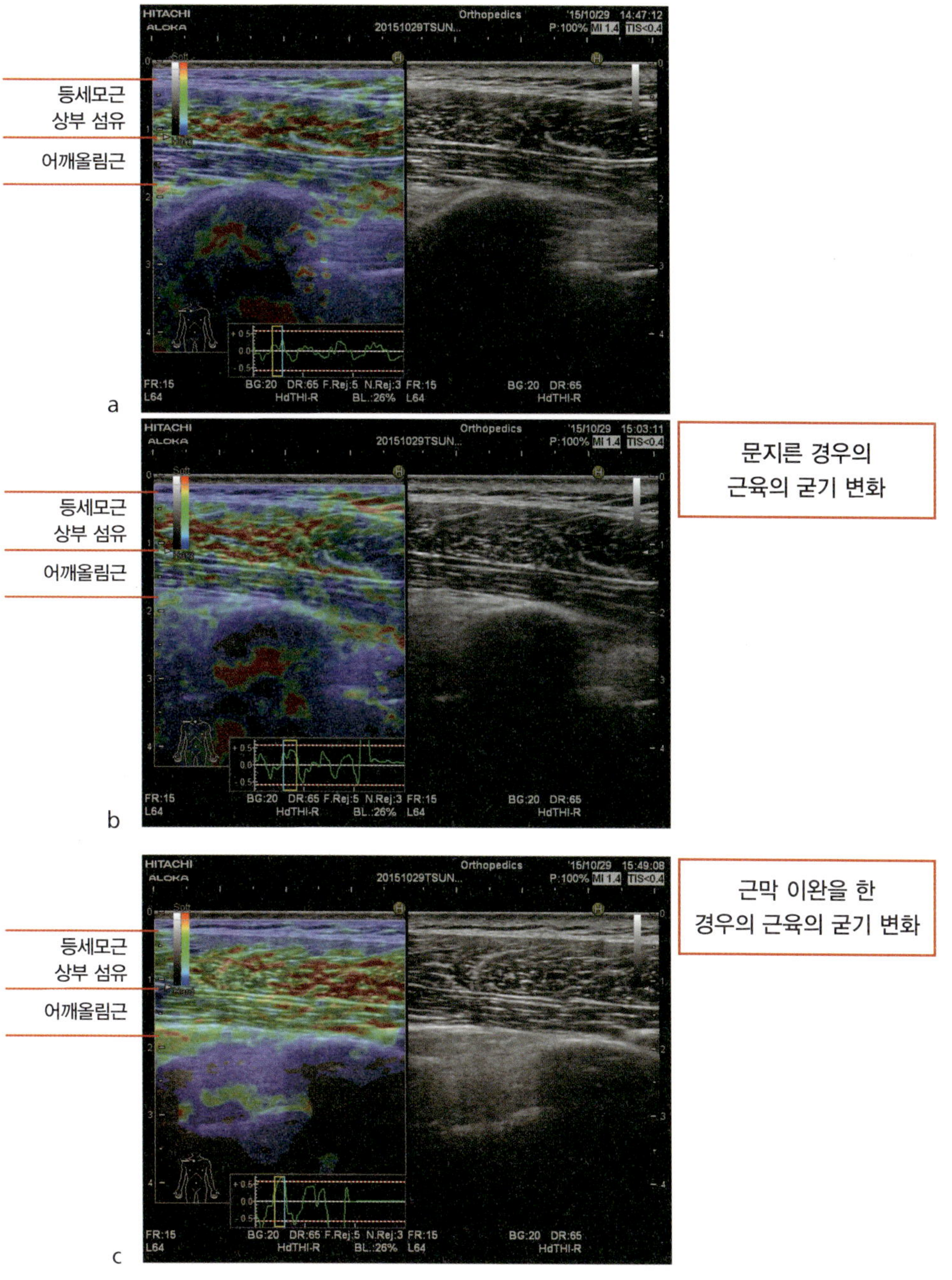
등세모근
상부 섬유
어깨올림근
a
등세모근
상부 섬유
어깨올림근
b
문지른 경우의
근육의 굳기 변화
등세모근
상부 섬유
어깨올림근
c
근막 이완을 한
경우의 근육의 굳기 변화

그림 14

근막 이완 시 주의점

근막을 이완시킴으로써 땅기고 아팠던 것이 가볍게 되어 마치 고형 버터가 녹은 것처럼 조직이 부드럽게 느껴지게 됩니다. 이완할 때 신체가 편안하고 안정된 자세로 하는 것도 중요합니다.

이완이 잘 되면 엘라스틴 섬유조직 본래의 형태와 유연성을 회복하고, 바르고 이상적인 자세로 돌아오게 됩니다. 그리고, 근육의 출력도 상승하고, 운동의 퍼포먼스도 향상되어 일상생활 활동도 편하게 됩니다.

단, 이러한 반응은 개인차가 있습니다. 통증의 정도나 영양 상태, 스트레스 및 라이프 스타일, 특히 알코올, 담배 또는 진정제를 포함하는 약제의 섭취 또는 과도한 섭취에 의해 변할수 있기 때문에 주의해야 합니다.

이완 후에는 조직 내 축적된 유해 물질을 내보내고 불쾌감을 완화하기 위해서 상온의 물을 1~2컵 정도 마시도록 합니다.

근막 이완을 해서는 안되는 경우도 있나요?

근막은 특정한 근육을 과다 사용하거나 수술 후의 상처, 염증, 근육의 당김, 통증, 한쪽으로 치우친 근육의 사용, 나쁜 자세, 잘못된 운동 방법, 만성적인 신체 스트레스나 정신적인 스트레스 등 여러 가지 원인으로 움직임이 나빠집니다.

또한, 근막이 유착되거나 근막의 영양장애, 근막통증후군, 먼 곳까지도 통증이 나타나는 관련 통증, 유연성, 근력, 그리고 활동성의 감소, 연골의 변형, 순환 장애, 감각 이상 등을 유발합니다.

이에 대해 특히 깊은근막의 제한을 부드럽게 이완하면 근육이나 혈관, 신경 등 부하의 완화, 통증의 완화, 움직이는 양과 질의 개선 등이 가능해집니다.

실제 환자의 경우에는 치료사에 의한 근막 이완 등의 치료로 근막을 바로잡습니다. 그리고 그 효과를 지속시키기 위해서 환자에게 스스로 근막 이완을 하도록 지도합니다.

하지만, 병원에 갈 정도의 상태는 아니어도 신체의 움직임이 굳어 있고, 신체가 부조화스럽고, 가벼운 동작에도 통증을 느끼고, 힘을 주기 어렵다고 평소에 생각해왔다면 자신 스스로 근막 이완을 하는 것이 효과적입니다.

한편, 근막 이완을 하지 않는 것이 좋은 사람들도 있습니다.

예를 들면 전신에 악성 종양·암, 동맥류, 급성기의 류마티스관절염, 전신 또는 국소 감염 등이 있는 사람입니다. 또한 국소적으로 혈종, 열린 상처(개방창), 봉합 부위, 치료 과정에 있는 골절 부위 등이 있는 경우에도 해서는 안됩니다.

그리고, 근막 이완을 시도해보았는데 통증이 남아 있거나 통증이 악화되는 경우에는 병원에 가는 것을 추천합니다. 어떤 병이 숨어있을 가능성이 있기 때문에 주의해야 합니다.

자, 그럼 근막 이완을 시작해봅시다!

바른 자세로 올바르게 몸을 사용하기 위해서는 평소 온몸을 움직여 치우침이 없는 움직임을 가지는 것이 중요합니다. 근력과 유연성도 물론 중요합니다.

하지만 그 전에 근육이 제대로 움직이기 위해서는 그물망처럼 근육을 감싸고 있는 근막을 풀어 골격의 왜곡을 바로 잡는 것이 중요합니다.

스스로 하는 근막 이완은 기존의 근육만 이완하는 것과 비교해서 뒤틀리고 왜곡된 근막을 부드럽게 풀어주고 조정해주는 아주 좋은 방법입니다. 익숙해질 때까지 처음에는 20~30초 정도로 시작하여 익숙해지면 90초 이상 근막 이완 동작을 해줍니다. 몸 전체의 연결을 느끼면서 몸 안에서 의식을 가지고 이완을 지속하면 이완 효과는 최대가 됩니다.

너무 힘을 주거나, 무리하게 늘이거나 통증을 참으면 안됩니다.

기분이 좋을 정도의 늘임으로 그 자세를 마음껏 지속합니다. 근막이 삼차원적으로 천천히 풀려, 프라이팬 위의 고형 버터가 녹는듯한 느낌으로 이완시킵니다. 근막이 어느 방향으로도 자유롭게 움직이게 되면, 즉 근막의 왜곡이 해소되어 근막 위의 피부나 아래에 있는 근육의 움직임이 자유로워져 몸이 가벼워집니다.

편안한 음악을 듣는 것도 효과를 올리는 데 도움이 됩니다.

근막 이완 시 포인트

콜라겐이 이완되기 위해서는 시간이 걸립니다.
무리하지 말고, 통증이 느껴지지 않도록
천천히 지속해 이완시킵니다.
하나의 방법을 지속하여 익숙해지면
90초 이상 동작을 유지해줍니다.

근막 이완을 하고 있는 동안은
몸과 바닥의 위치 관계를 생각하고,
어디가 단단해져 있고 긴장하고 있는지를
느끼는 것이 중요합니다.

천천히 호흡하고
자신의 몸 당김이나 움직임의 굳어짐이 풀리고
몸 전체가 위아래로 곧게 뻗어
버터가 녹듯 부드러워지는 느낌을
기억해두도록 합니다.

하루 중에서
오전, 오후, 목욕 후와같이 여러 번
근막을 이완하면 몸을 리셋할 수 있는
효과를 높입니다.

Chapter

2

워밍업!

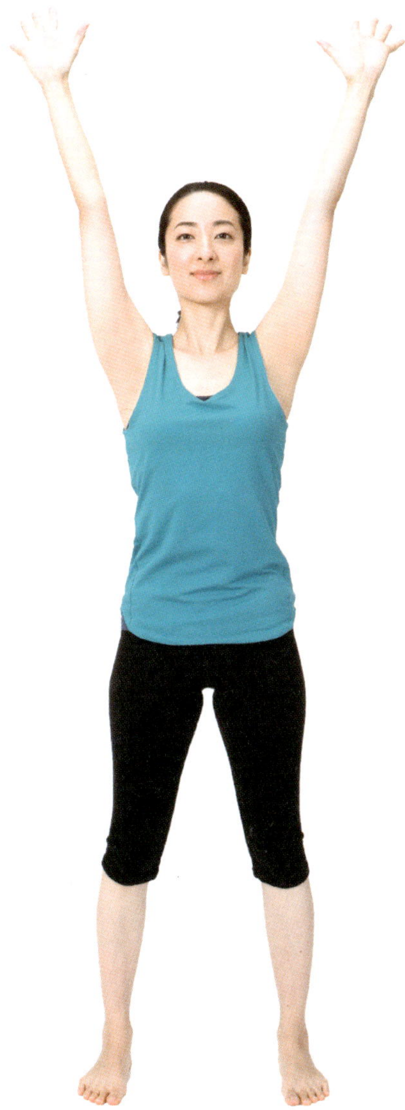

1 하늘 보고 전신 근막 이완 90초

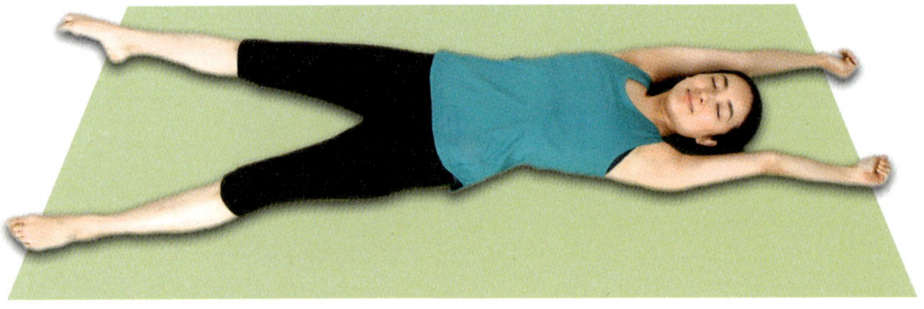

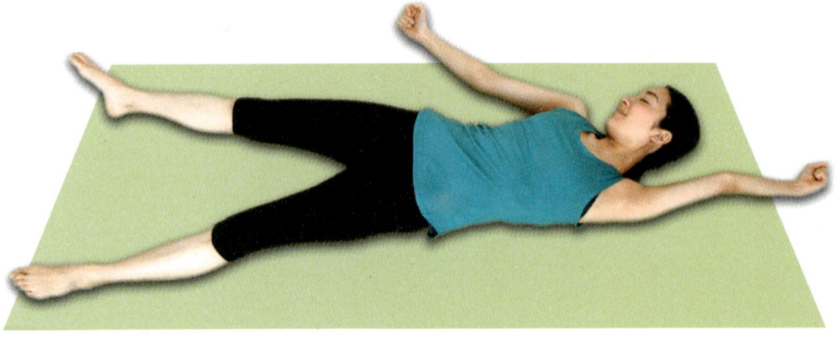

1

등을 바닥에 붙인 채
팔을 머리 위에 올리고
옆으로 뻗거나, 발끝을 몸에서
먼쪽으로 뻗어
팔과 다리가 펴지도록
기지개를 켭니다.

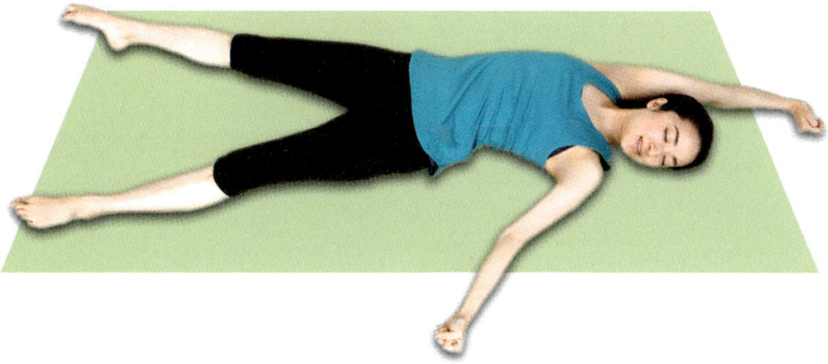

2

팔을 뻗어
가슴도 폅니다.

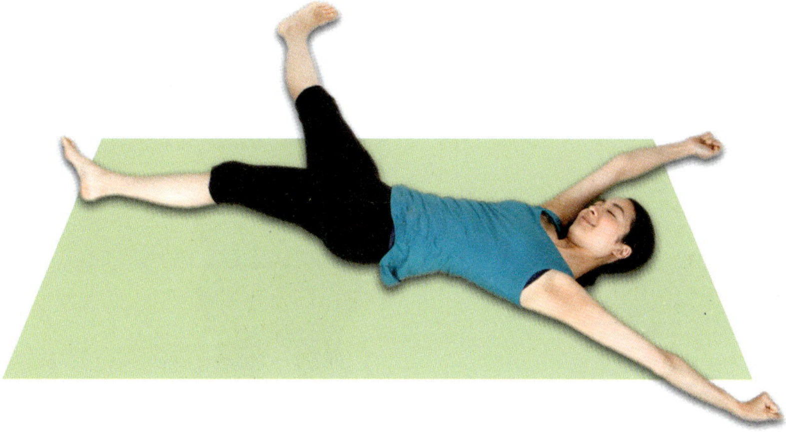

3

여러 방향으로
즐겁게
기지개를 켭니다.

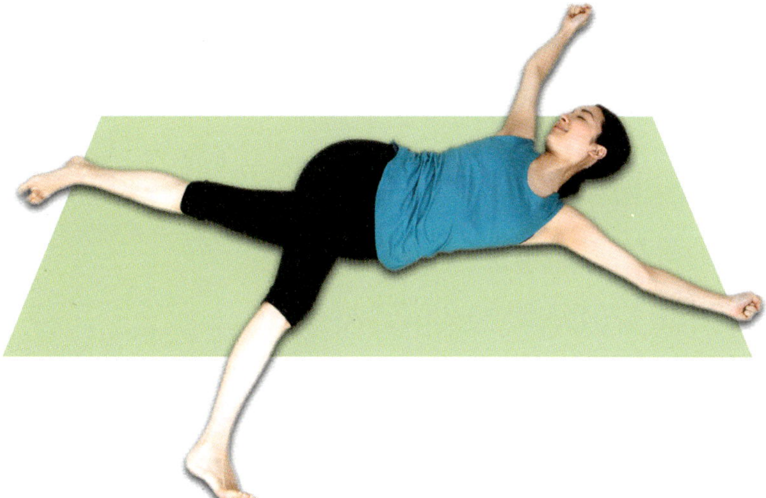

2 앉은 자세로 전신 근막 이완 90초

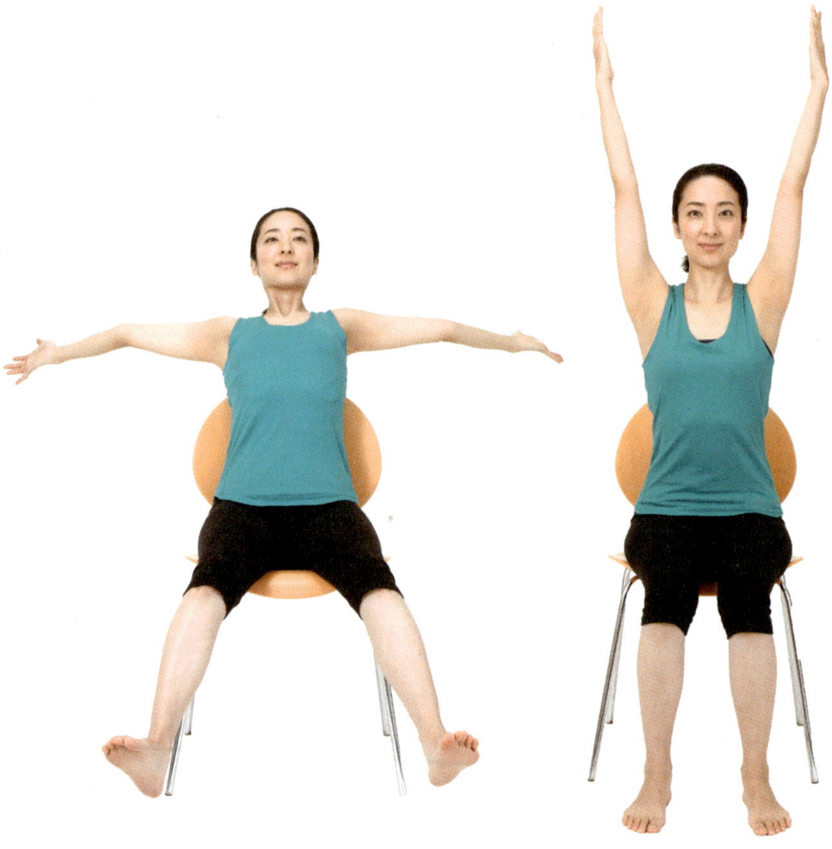

1

양 발은 바닥에 붙이고
엉덩이로 의자와 접촉을 느낀 상태로
양팔을 여러 방향으로 움직이면서
상반신도 천천히
여러 방향으로 움직입니다.

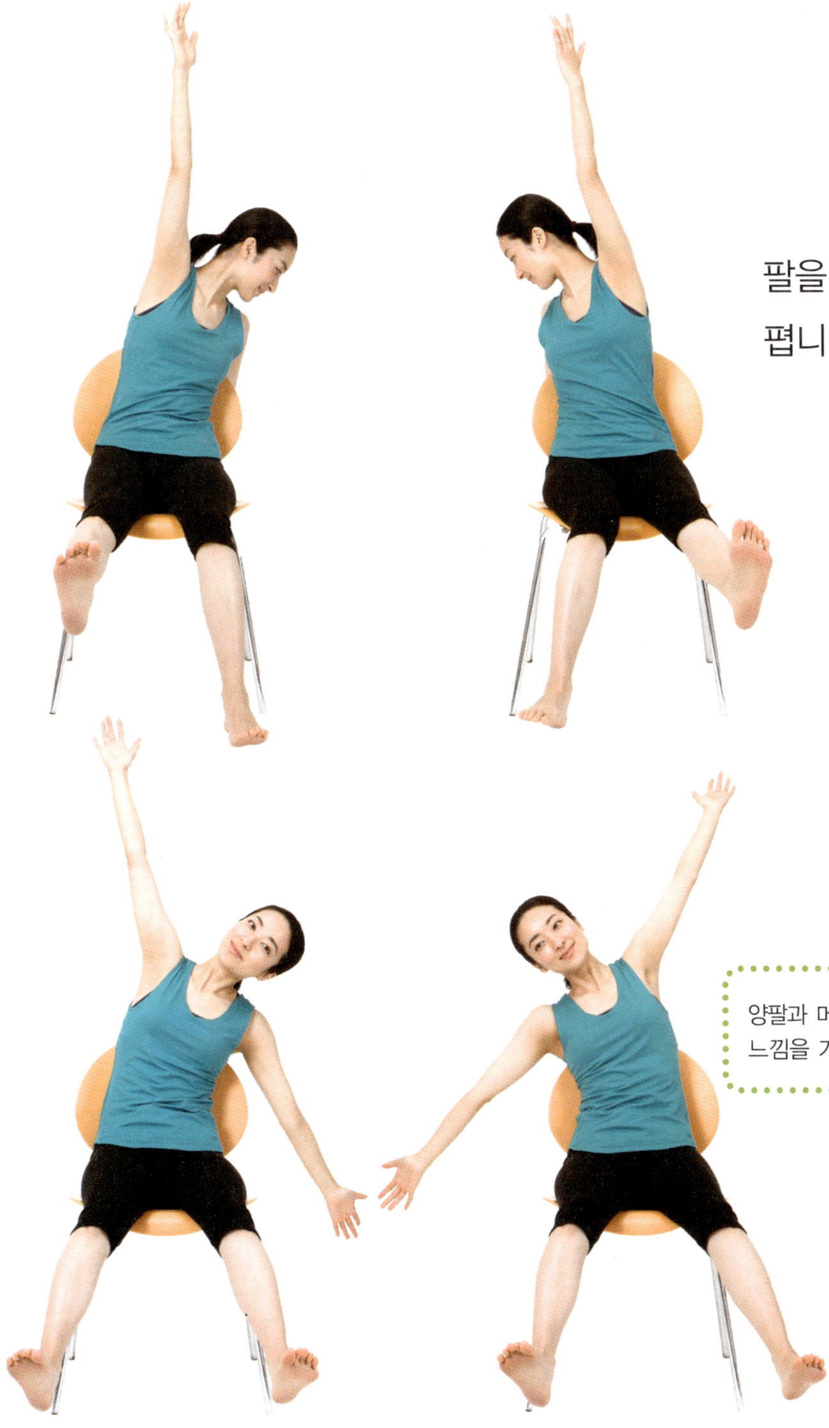

2

팔을 뻗어 가슴도 펍니다.

양팔과 머리, 상반신을 곧게 뻗은 느낌을 기억합니다.

3 선 자세로 전신 근막 이완 90초

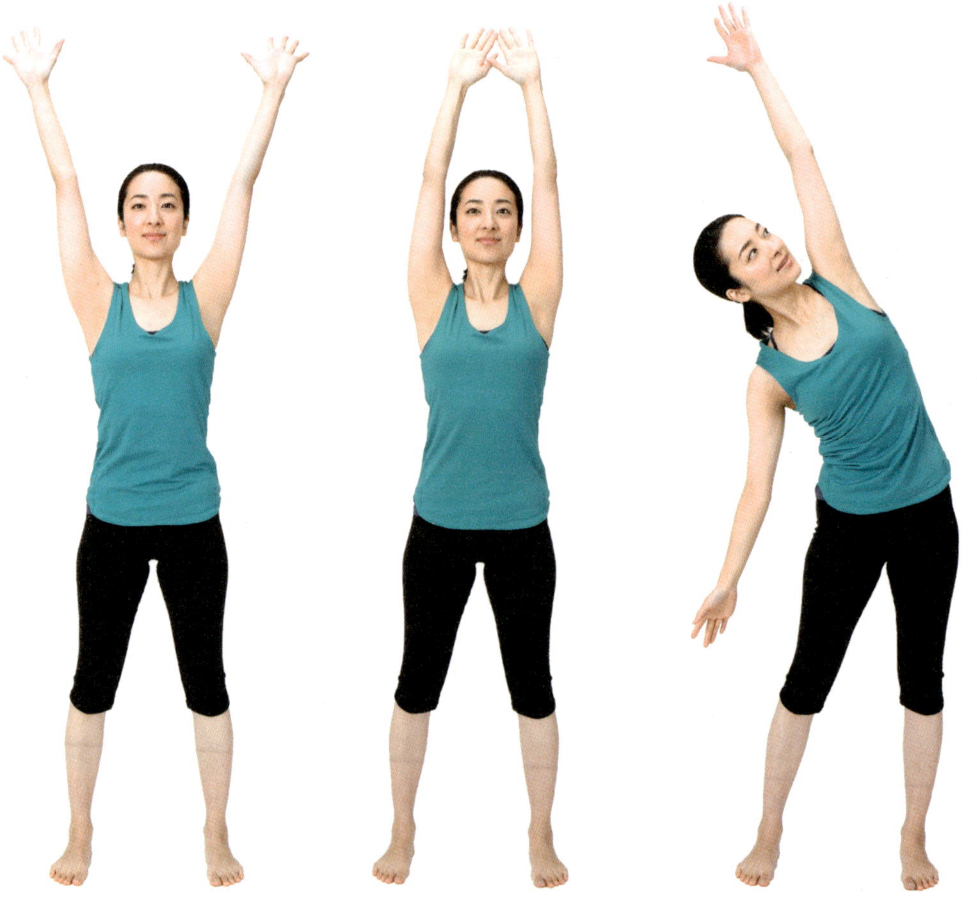

1

양발을 바닥에 잘 붙이고
양팔을 여러 방향으로 움직이면서
상반신도 천천히 여러 방향으로
움직입니다.

2

팔을 뻗어 가슴도
펍니다.

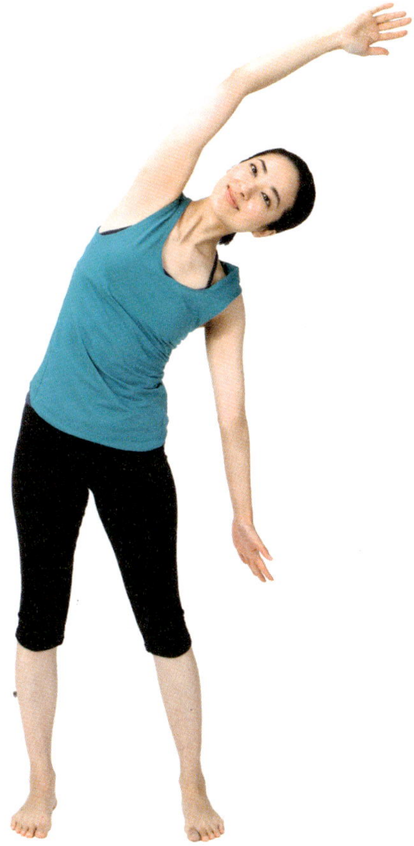

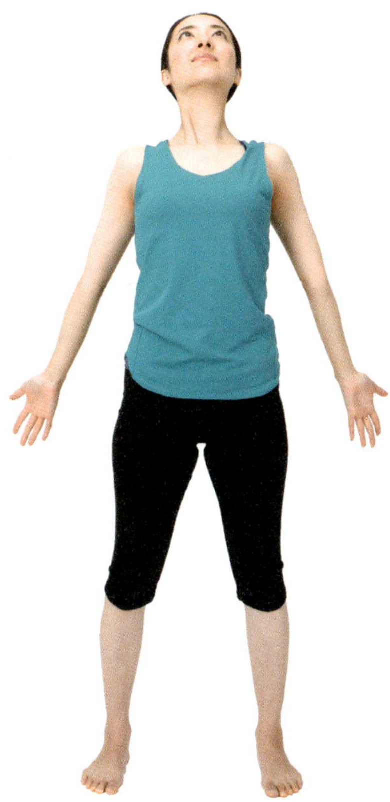

양팔과 머리 그리고 상반신을 곧게 뻗어
늘인 느낌이 중요합니다.

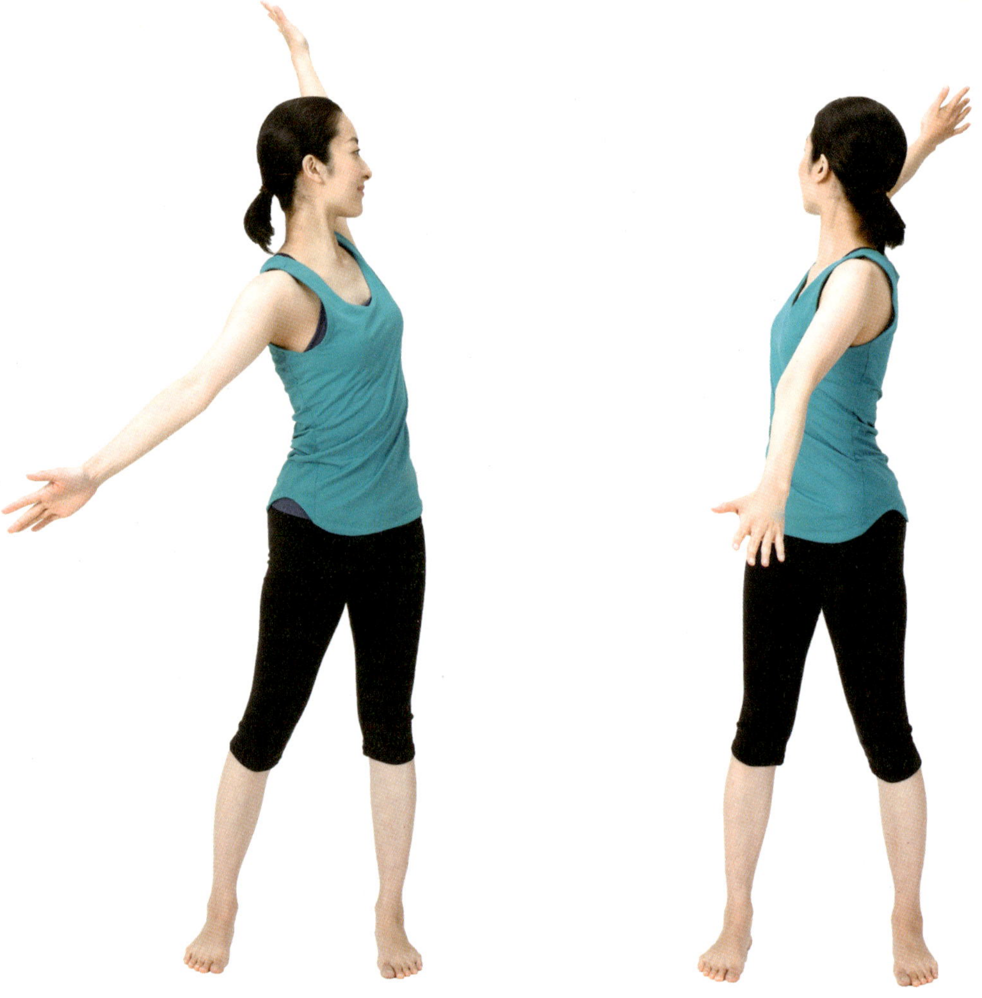

3

양쪽 발에 체중을 싣고
바닥에서 떨어지지 않도록,
다리에 힘을 주면서 이완합니다.

Chapter

3

전신의 근막 이완

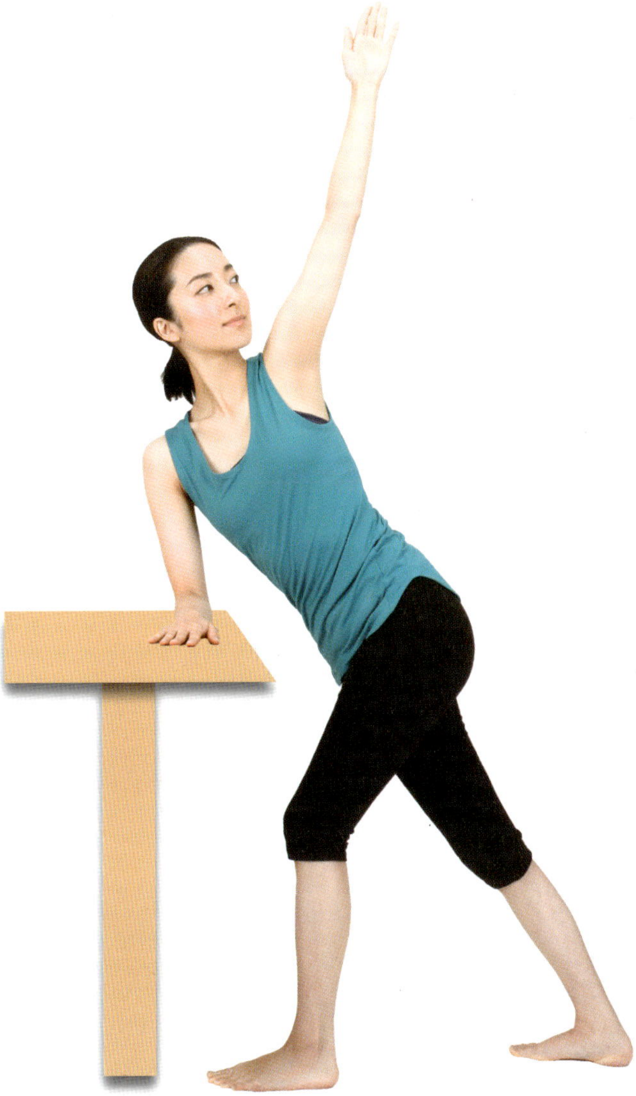

지금부터 소개하는 동작은 전신의 근막을 조정하기 위한 기본 동작입니다. 운동 전 워밍업으로, 또는 운동 후 근막 조정으로도 효과적입니다. 규칙적으로 매일 이러한 동작을 하면 몸에 좋은 변화가 옵니다.

기본

1 원통 모양으로 늘이는 ㄱ자형 근막 이완

30초 3회

이 동작은 몸의 앞쪽과 뒤쪽의 근막 연결 부위를 이완하는데 효과적입니다(p. 22~).

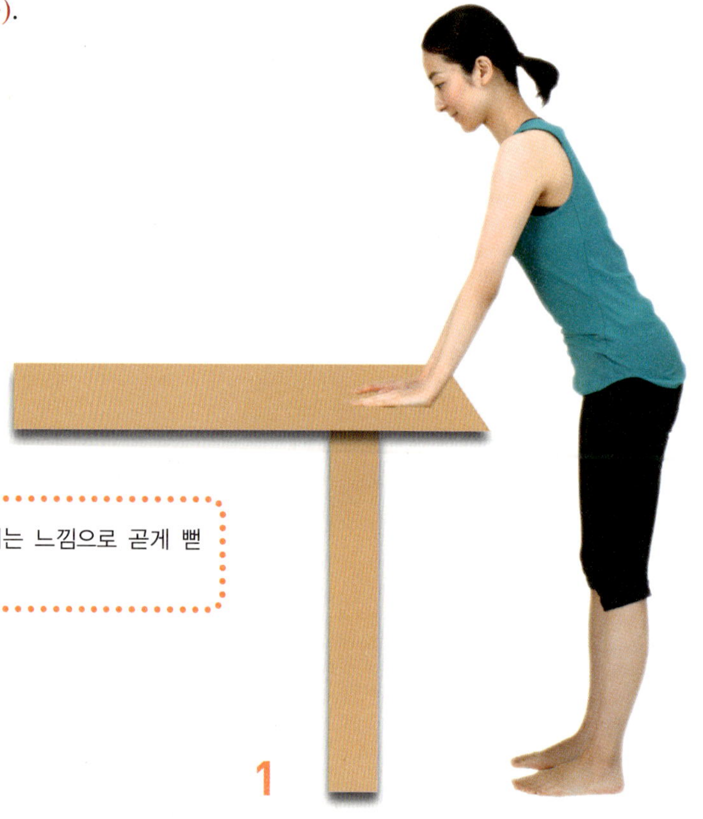

다리는 바닥을 미는 느낌으로 곧게 뻗습니다.

1

몸을 앞으로 기울이고
양손을 테이블에 올려놓고
체중을 지탱합니다.

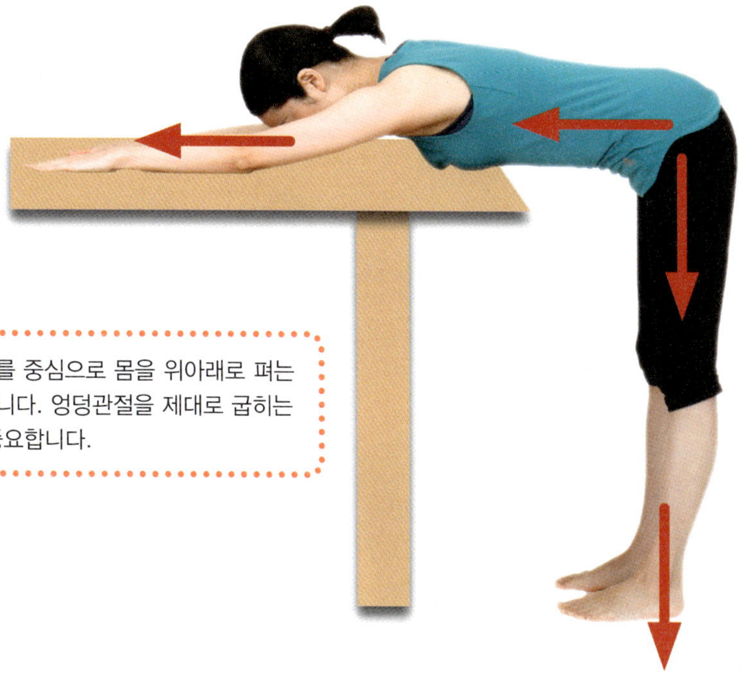

꼬리뼈를 중심으로 몸을 위아래로 펴는 느낌입니다. 엉덩관절을 제대로 굽히는 것이 중요합니다.

2

이어서 상반신을 엉덩이와 함께
팔 방향으로 뻗어갑니다.

30초 동안 이완시키고, 이 동작을 3회 반복합니다. 익숙해지면 더 오랜 시간 동안 이완시켜 줍니다. 허리 통증이 있는 분이나, 허벅지 뒤나 종아리 근육이 딱딱한 분, 척추후만증이 있는 분에게도 효과적입니다.

나쁜 자세

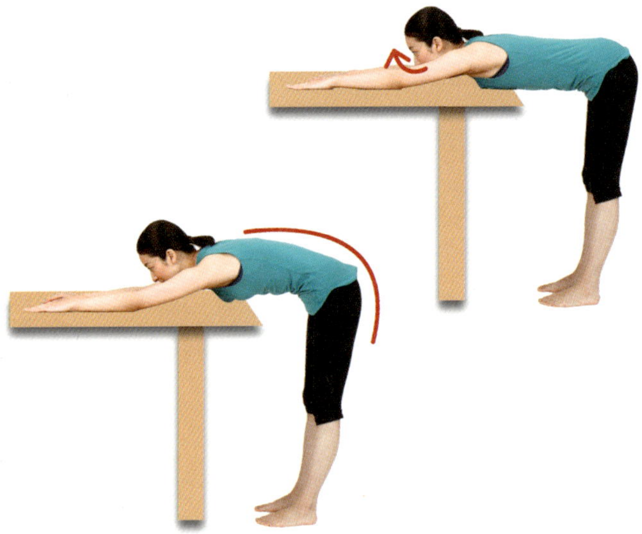

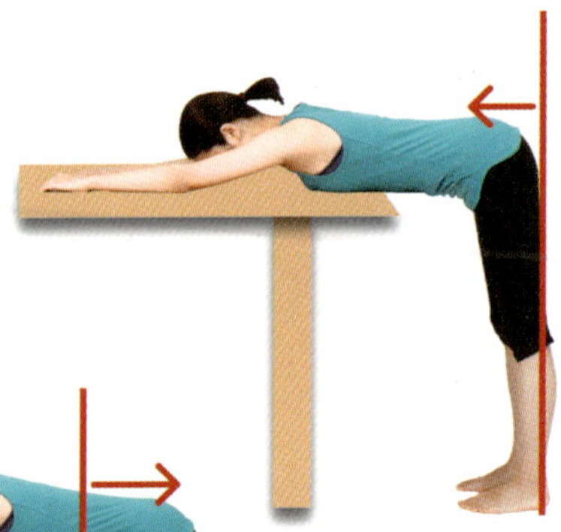

털이 올라가거나, 등이 휘거나, 엉덩이가 앞으로 너무 나오거나, 반대로 뒤로 빠져 있으면 안됩니다.

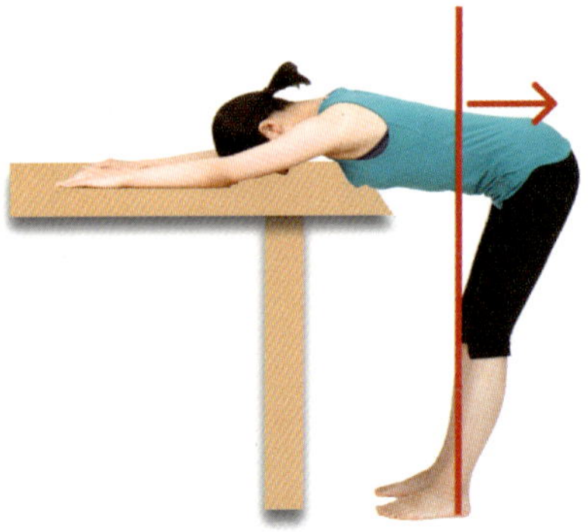

기본

2 한 팔 들고 근막 이완 30초 3회씩

이 동작은 몸의 안쪽과 바깥쪽 근막의 연결 부위(p.20~), 더 나아가서는 대각선으로 이어지는 근막(p.22~)을 이완하는데 효과적입니다.

전신

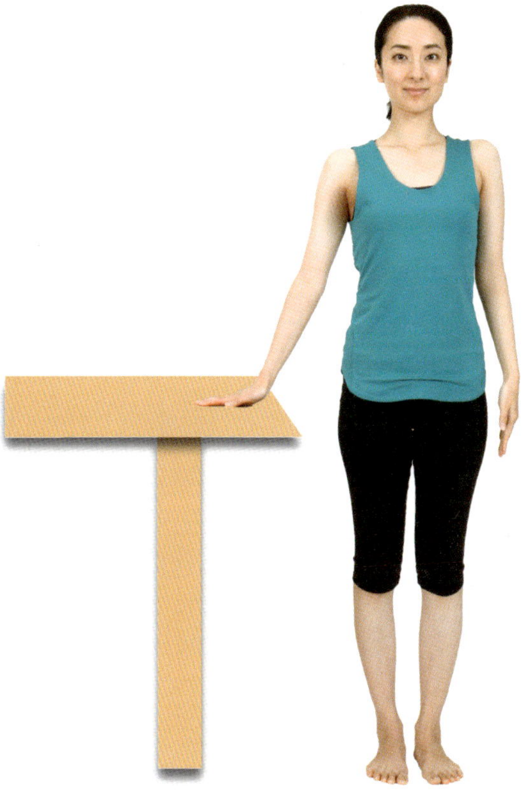

1

한쪽 손을 테이블이나 의자 등받이에 올려놓습니다.

2

테이블에 붙은 쪽의 반대쪽
다리를 테이블 쪽을 향해
앞에서 교차시키고
한 손을 머리 위로 뻗습니다.

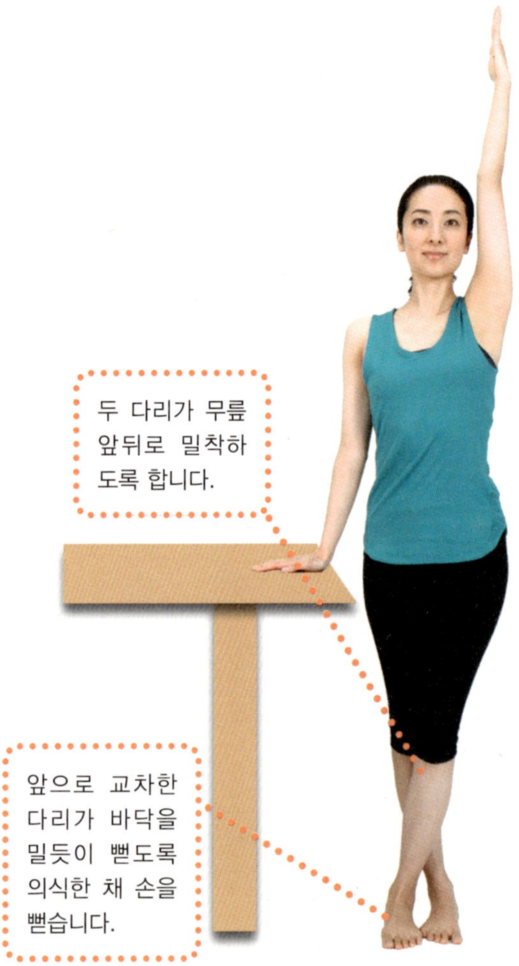
두 다리가 무릎
앞뒤로 밀착하
도록 합니다.
앞으로 교차한
다리가 바닥을
밀듯이 뻗도록
의식한 채 손을
뻗습니다.

3

머리 위로 들어 올린 손을
머리를 넘어 반대쪽으로 그리고,
몸 전체를 옆쪽으로 30초 동안
이완시킵니다.

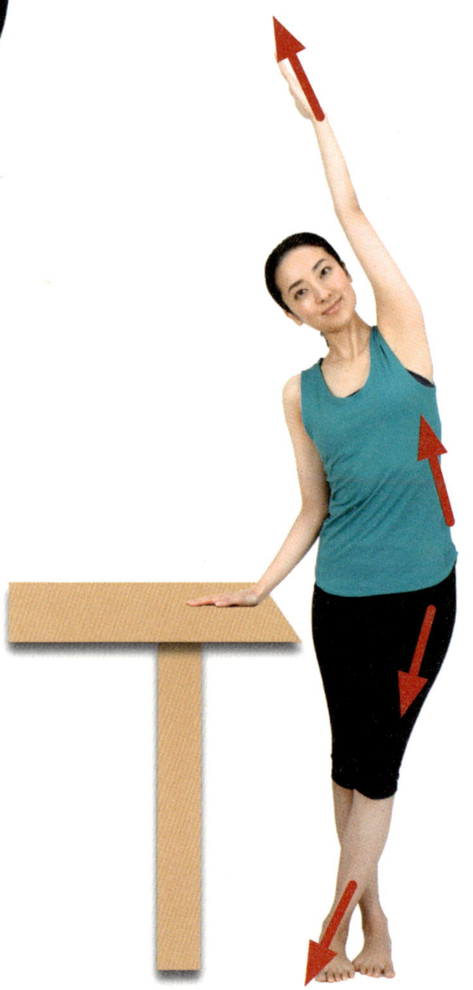

좌우를 각각 3회 반복합니다. 익숙해지면 시간도 늘려줍니다. 좌우로 하기 힘든 방향을 시간을 들여서 풀어줍니다. 이 동작을 하기 힘든 분은 충분한 시간을 들여 이완시키면 허리의 옆쪽 통증이 가라앉습니다. 또한 골반의 좌우 높이의 차이도 바로잡을 수 있습니다.

전신

나쁜 자세

앞으로 교차시킨 발이 바닥에서 떨어지거나 골반이 너무 올라가거나 교차한 다리가 무릎의 앞뒤로 벌어져 있으면 안됩니다.

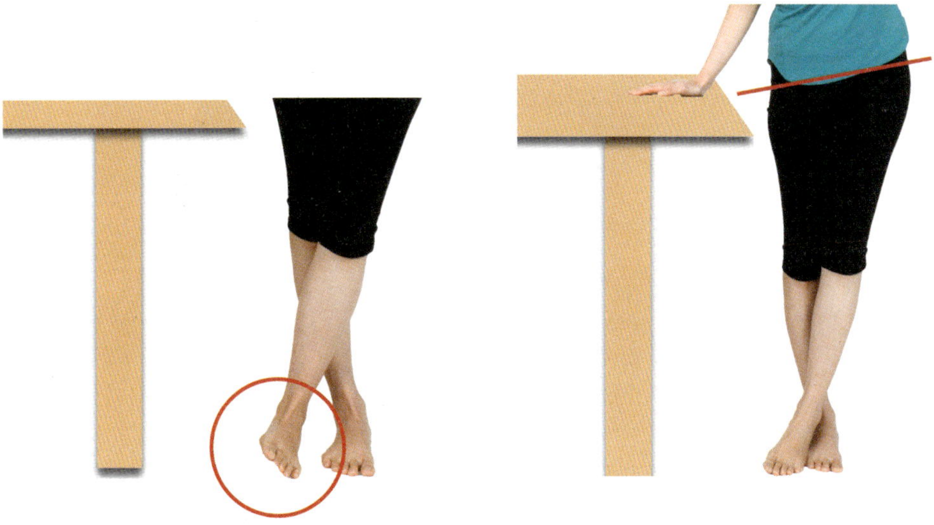

3 돌아보는 자세로 근막 이완 60초 3회씩

이 동작은 몸의 앞쪽과 뒤쪽 근막의 연결 부위(p.20~), 더 나아가서는 나선으로 이어지는 근막(p.23~)을 이완하는데 효과적입니다.

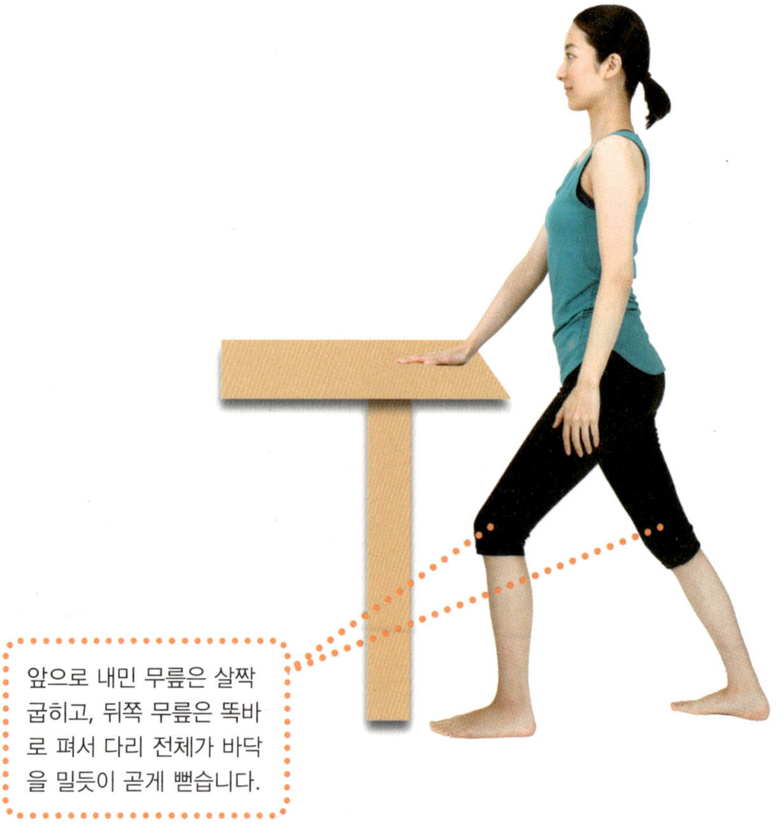
앞으로 내민 무릎은 살짝 굽히고, 뒤쪽 무릎은 똑바로 펴서 다리 전체가 바닥을 밀듯이 곧게 뻗습니다.

1

걸을 때와 같은 요령으로 오른손과 왼발을 앞으로 내밉니다. 오른손은 테이블이나 의자 등받이에 올려놓습니다.

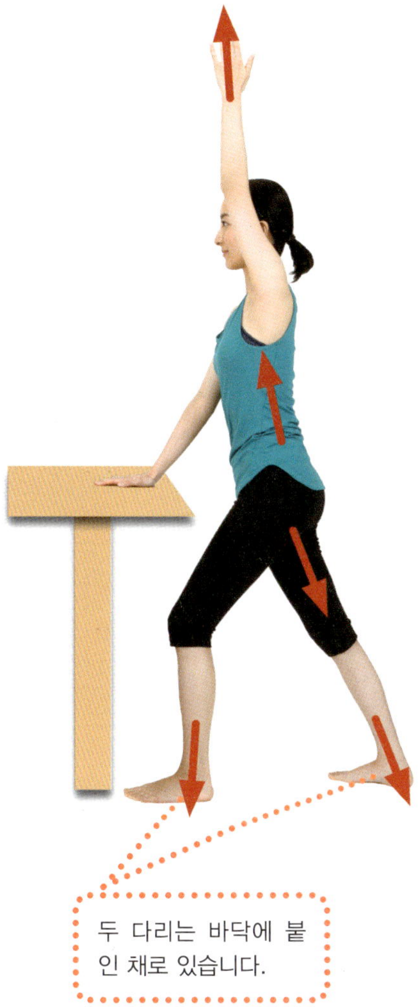
두 다리는 바닥에 붙
인 채로 있습니다.

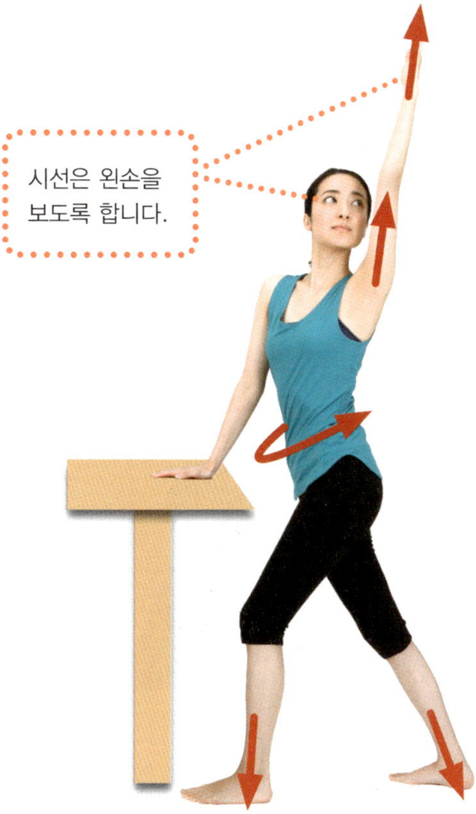
시선은 왼손을
보도록 합니다.

2

왼손을 하늘 방향으로 뻗어서 20초 동안 이완시킵니다.

3

몸을 왼쪽으로 돌려, 왼손을 왼쪽 대각선 뒤로 뻗는 자세를 20초 동안 이완시킵니다.

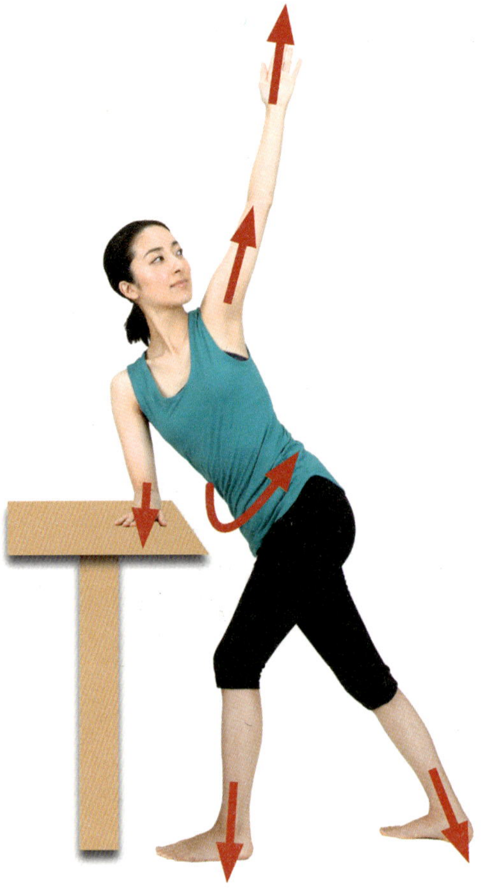

4

오른쪽 팔꿈치를 구부려
테이블이나 의자 등받이에
팔을 붙인 채로
좀 더 몸을 비틀어
20초 동안 이완시킵니다.

앞뒤의 근막 교차

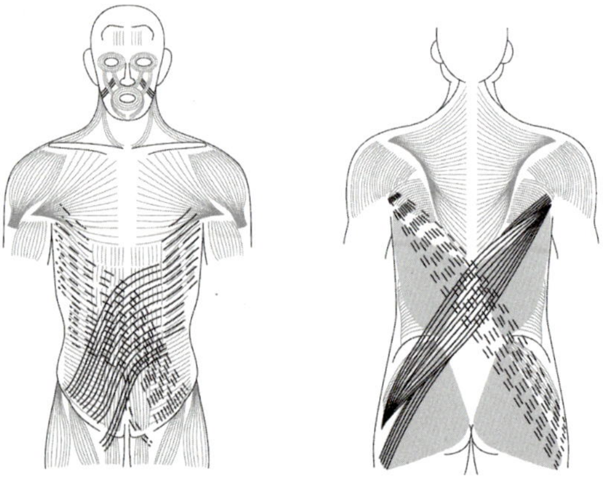

다음으로 좌우를 반대로 하여 앞에 했던 동작을 반복합니다. 좌우를 각각 2~3회 반복합니다. 익숙해지면 더 오랜 시간 이완시켜 줍니다. 좌우로 하기 힘든 분은 시간을 들여서 풀어주도록 합니다. 이 이완 동작은 걷는 자세를 바르게 조정하는 데도 효과적입니다. 걸을 때 오른손과 왼발, 왼손과 오른발이 함께 앞으로 나갑니다. 이것은 인간의 근막이 진화한 증거입니다. 신체의 앞뒤 모두 근막이 좌우로 교차하여 이어져 있기 때문입니다(그림 참조). 이 때문에 걷는 것이 원활하게 되는 것입니다.

예를 들어 기린은 근막이 교차하지 않기 때문에 오른손과 오른발, 왼손과 왼발이 함께 나오지만, 인간은 반대의 손발이 매끄럽게 움직입니다. 그러나 자신이 의식하지 않아도 오른손은 앞으로 나가기 쉽고, 반대로 왼손은 뒤로 가기 쉬운, 이와 같은 비대칭성을 볼 수 있습니다. 다리를 꼬고 앉을 때 무의식적으로 왼발을 꼬는 사람은 걸을 때도 왼발을 앞으로 나가는 게 쉽고, 그에 따라 오른손을 내미는 게 쉽기도 합니다.

좌우의 차이가 있는 사람이 돌아보는 자세로 근막 이완을 하면, 좌우로 하기 쉬운 쪽과 어려운 쪽이 나타납니다.

오른손을 앞으로 내미는 게 쉽다면, 오른손을 위로 들어 비트는 동작이 어려울 수 있습니다.

나쁜 자세

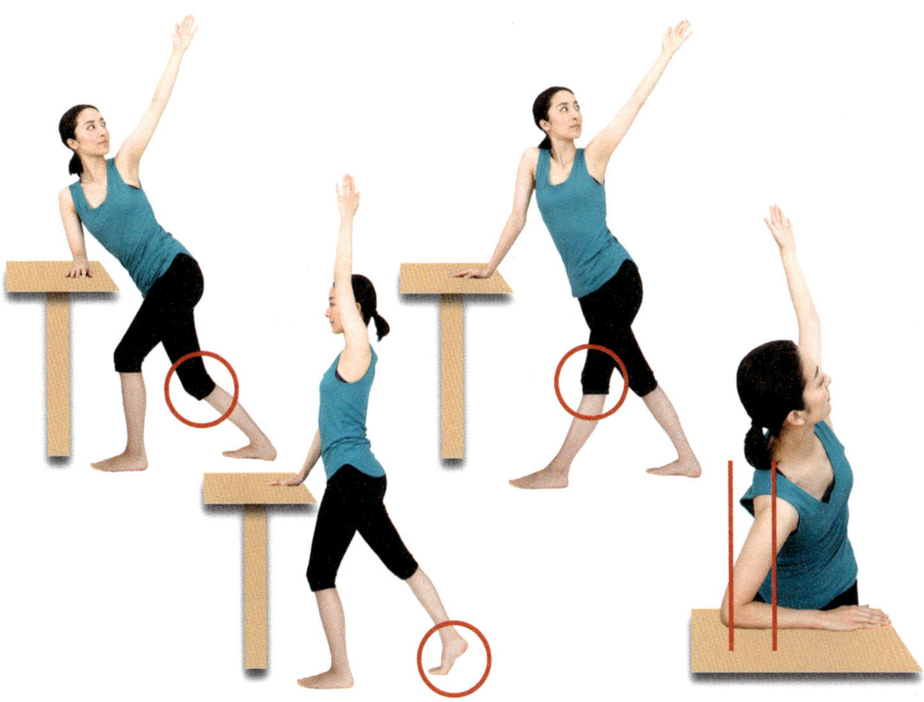

뒤쪽 무릎이 굽혀지거나, 앞쪽 무릎을 뻗거나, 발꿈치가 바닥에서 떨어지거나, 팔꿈치가 어깨보다 뒤쪽에 위치하면 안 됩니다.

응용

1 열고 닫는 근막 이완 80초 3회씩

이 동작은 몸의 안쪽과 바깥쪽 근막의 연결 부위(p.20~)를 이완하는데 효과적입니다.

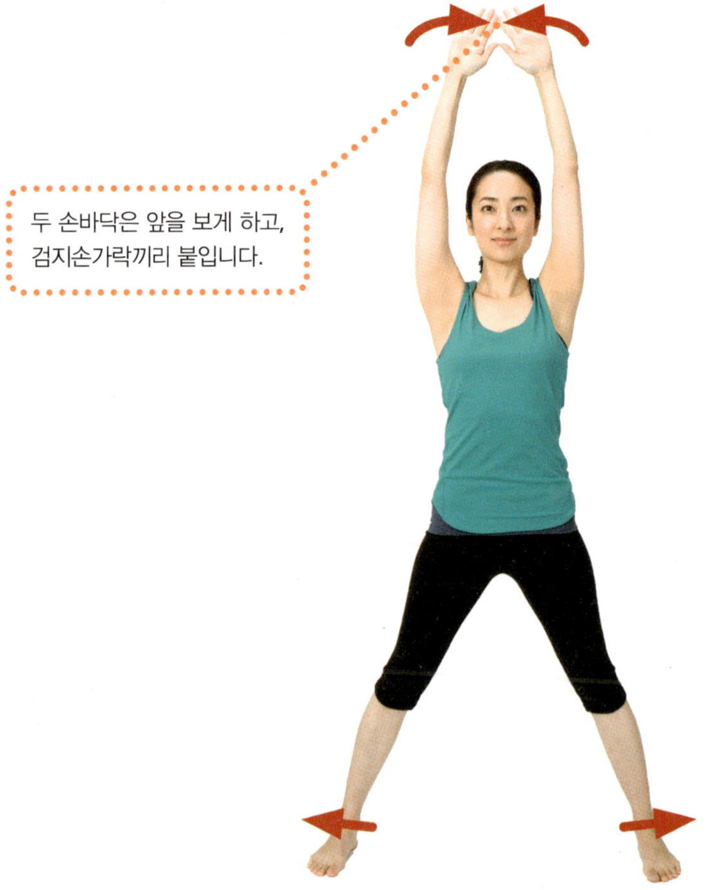

두 손바닥은 앞을 보게 하고,
검지손가락끼리 붙입니다.

1

양발을 넓게 벌리고
양손을 머리 위로 올린 자세로
20초 동안 이완시킵니다.

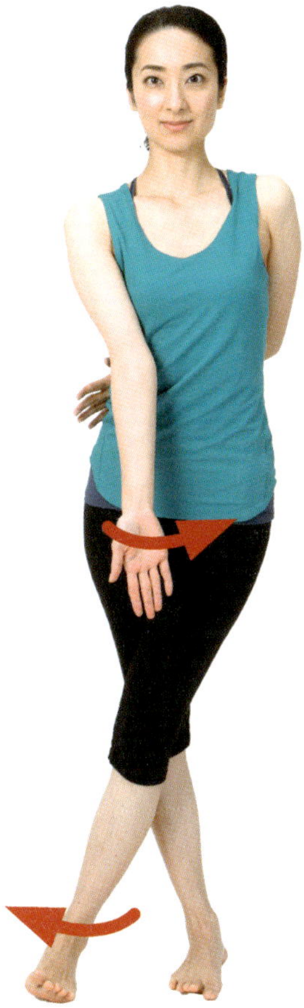

2

오른손은 팔꿈치를 뻗은 채로 손바닥은 앞을 향하고 새끼손가락 쪽으로부터 몸 앞에서 교차합니다.
왼발은 오른발의 앞으로 교차합니다. 왼손은 마찬가지로 몸 뒤로 교차합니다. 이 자세로 20초 동안 이완시킵니다.

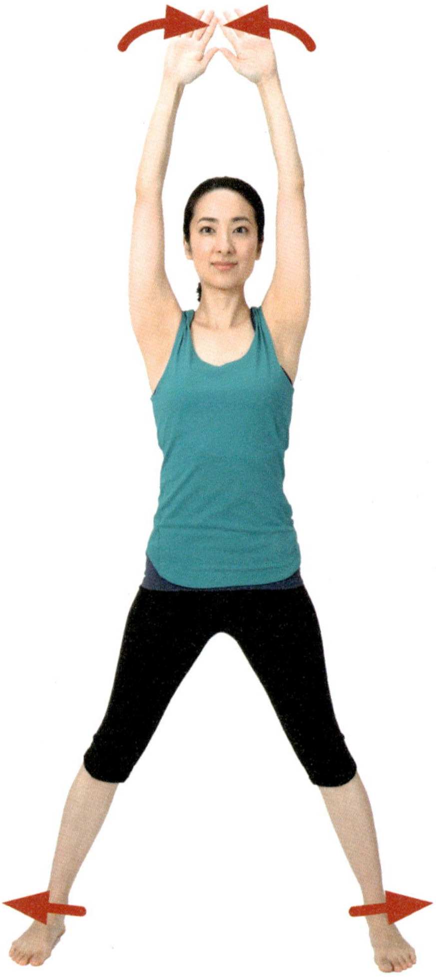

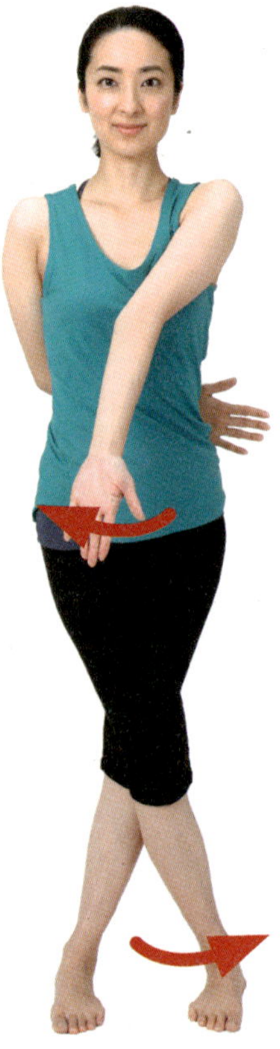

3

양발을 크게 벌리고
양손을 머리 위로 올려서
20초 동안 이완시킵니다.

4

왼손은 몸 앞으로, 오른발은
왼발 앞으로 교차합니다. 오른손은
몸 뒤쪽으로 교차하여 20초 동안
이완시킵니다.

이 동작을 2~3회 반복합니다. 익숙해지면 더 오랫동안 이완시킵니다.

전신

나쁜 자세

손바닥이 앞쪽을 향하지 않은 상태에서 몸을 비틀면 안 됩니다.

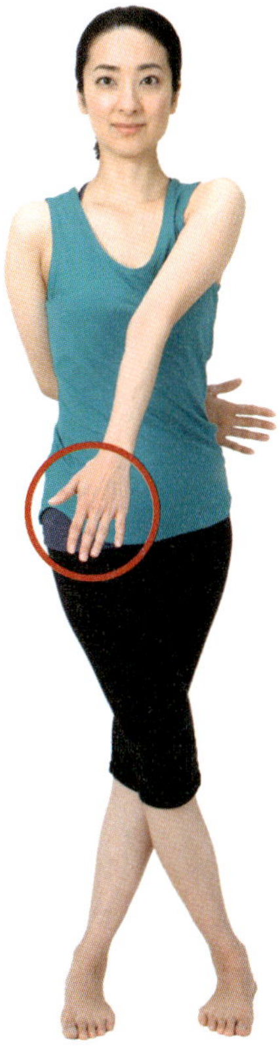

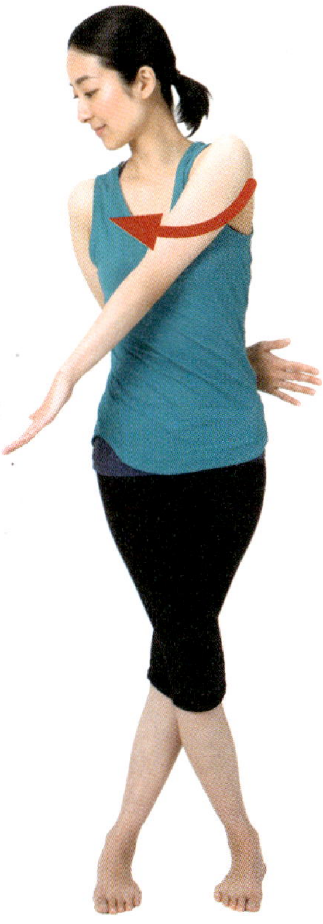

응용

2 바깥쪽 돌림 · 안쪽 돌림 근막 이완 40초 3회씩

이 동작은 몸의 안쪽 돌림과 바깥쪽 돌림하는 근막의 연결 부위(p.20~)를 이완하는데 효과적입니다. 1~2 동작을 3회 반복하여 줍니다. 익숙해지면 더 오랫동안 이완합니다.

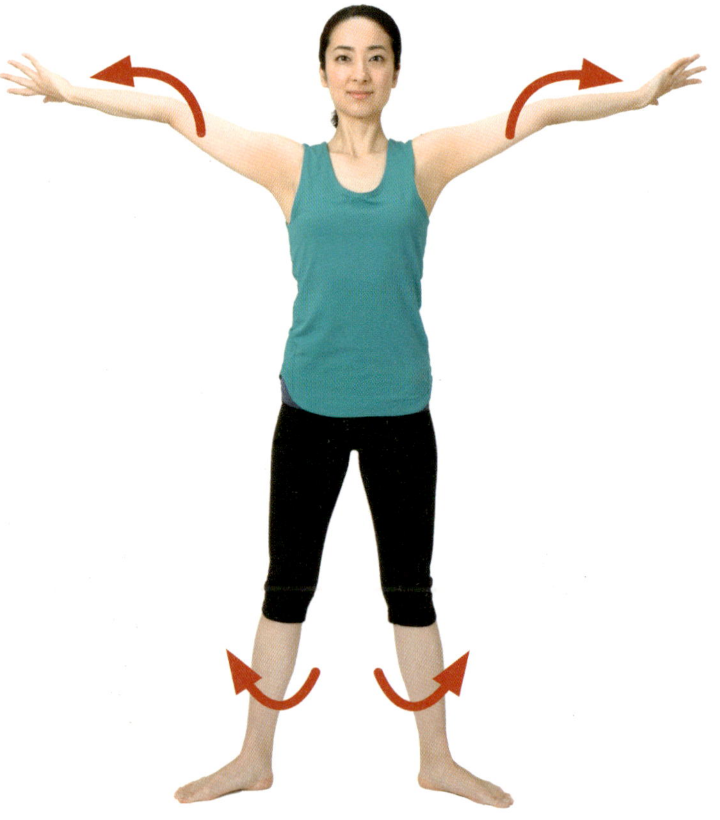

1

어깨 너비보다 넓게 서서 발꿈치를 기준점으로,
좌우의 발끝을 바깥쪽으로 돌립니다.
선 자세에서 팔꿈치는 쭉 편 상태로
양손을 바깥으로 돌리는 것처럼
팔을 뻗어서 20초 동안 이완시킵니다.

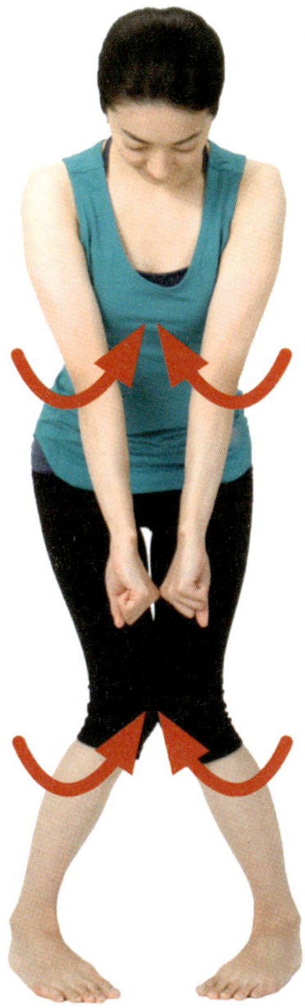

2

발꿈치를 기준점으로,
좌우의 발끝을 서로 붙이듯이
안쪽으로 돌립니다.
팔꿈치는 편 채로
양쪽 손등이 몸 앞에서
붙도록 안쪽으로 돌려서
20초 동안 이완시킵니다.

나쁜 자세

바깥쪽 돌림으로 허리가 활처럼 휘어지거나 안쪽 돌림으로 허리가 둥글게 말리는 모양이 되면 안 됩니다.

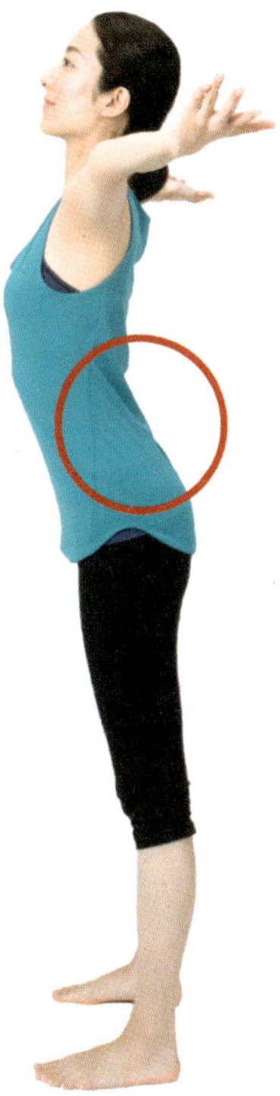

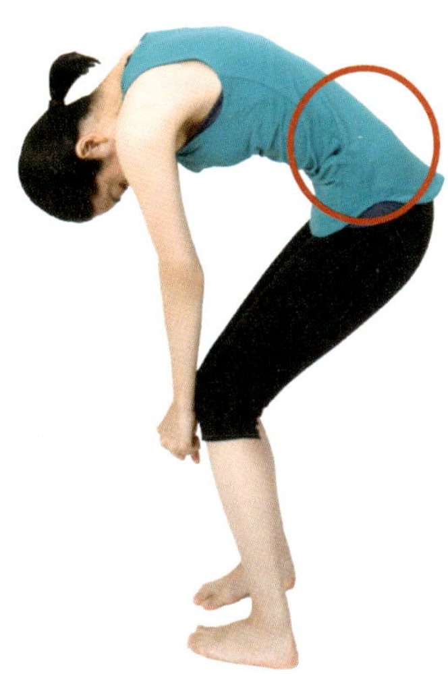

응용

3 발레리나 근막 이완 60초 3회씩

이 동작은 대각선과 나선의 연결 부위(p.22~)를 이완하는데 효과적입니다.

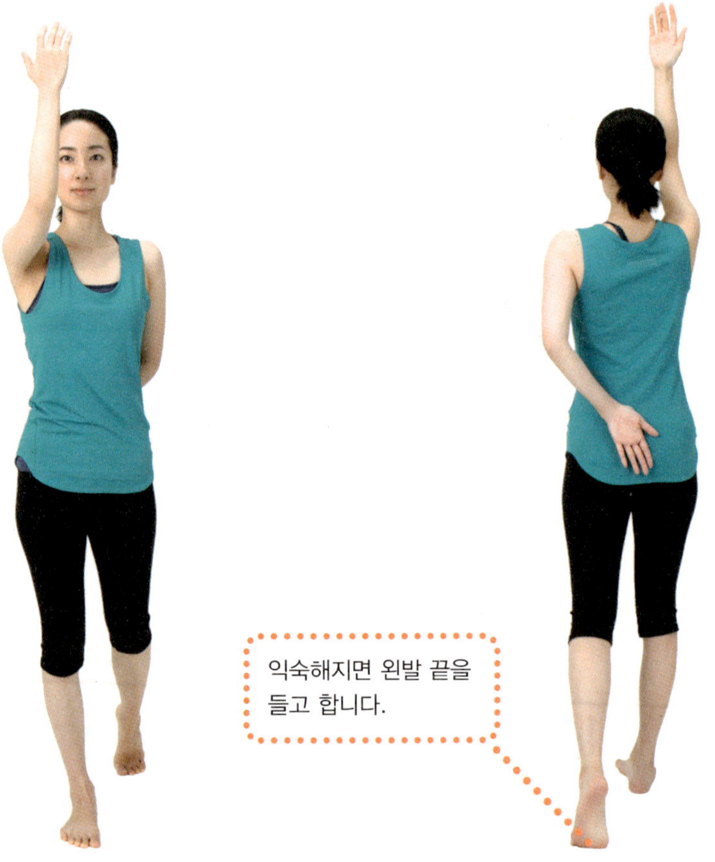

1

오른쪽 다리에 체중을 싣고 왼쪽 무릎은 살짝 구부려 발가락만 바닥에 붙입니다. 오른발은 바닥에 붙인 채로 오른쪽 손바닥을 뒤쪽으로 향하도록 어깨를 바깥쪽으로 비틀고 하늘로 뻗습니다.

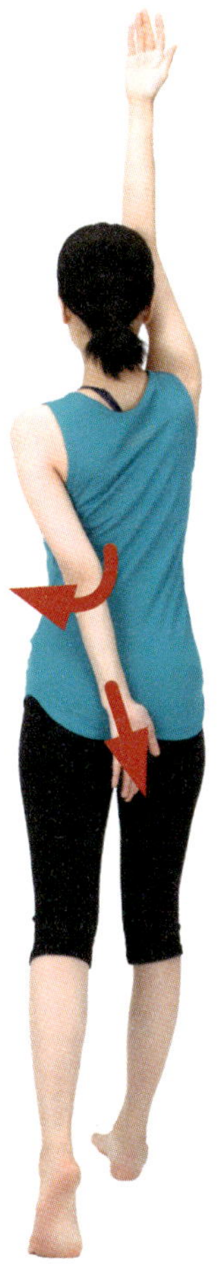

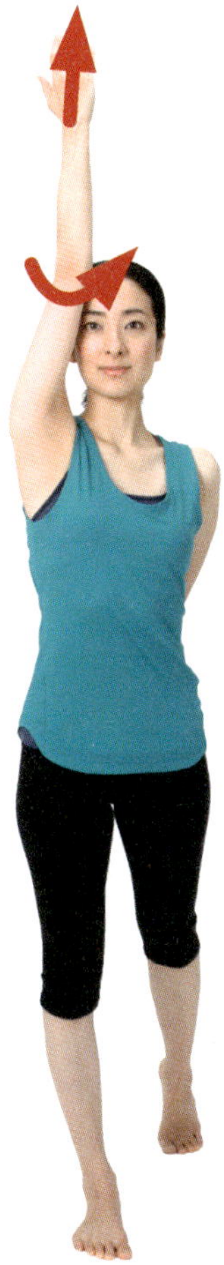

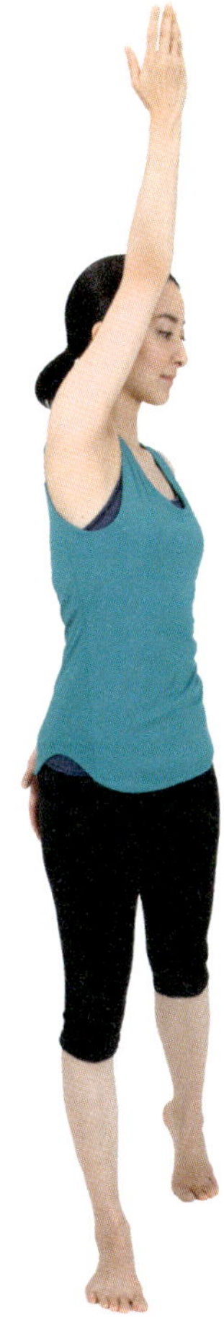

2

왼쪽 손바닥도 뒤쪽을 향하도록
어깨를 안쪽으로 비틀어서
아래 방향으로 뻗습니다.
이 상태에서 30초 동안
이완시킵니다.

3

또한 몸을 왼쪽으로 비틀어서
30초 동안 이완시킵니다.

반대쪽도 마찬가지로 앞에서 한 것처럼 이완시켜 줍니다. 좌우를 각각 3회 반복합니다. 익숙해지면 더 오랫동안 이완시켜 줍니다. 좌우로 하기 힘들면 천천히 시간을 가지고 풀어주도록 합니다.

이 이완 동작은 척추후만증인 분이나 만세 자세를 하면 허리가 활처럼 휘는 분에게 효과적입니다. 몸이 위아래로 바르게 펴지기 때문에 몸의 중심이 가지런해져 자세도 좋아지게 됩니다.

나쁜 자세

뻗은 팔꿈치를 구부리거나, 손바닥의 방향이 반대로 되면 안 됩니다.

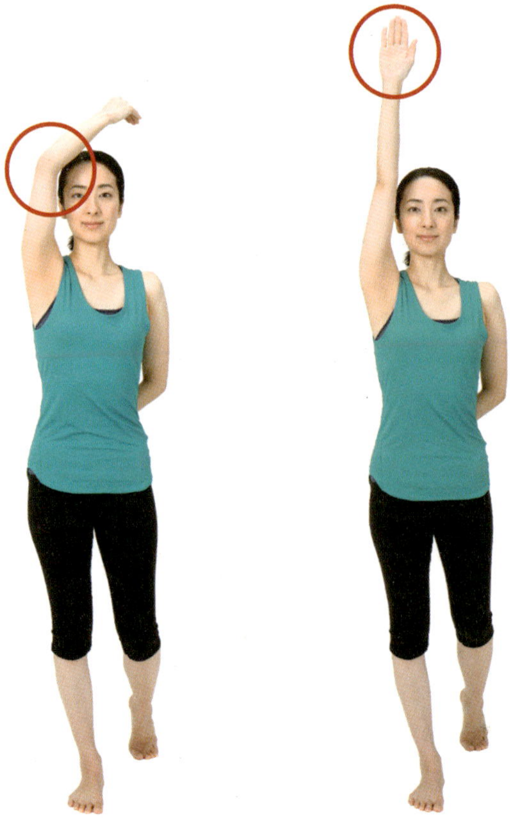

Chapter

4

굽은 등을 치료하는 근막 이완

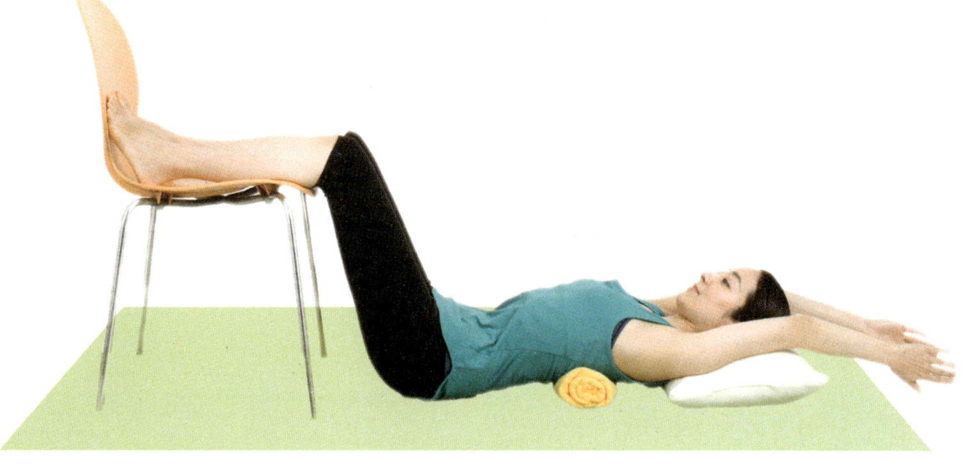

굽은 등(척추후만)은 나쁜 자세의 대표적인 사례입니다.

이러한 자세를 보고 짐작 가는 것이 없습니까?

턱을 괴고, 고개를 숙여 음식을 먹거나 필기를 하고, TV나 컴퓨터 모니터 또는 스마트폰을 볼 때와 같은 자세에서 말입니다(그림 참조).

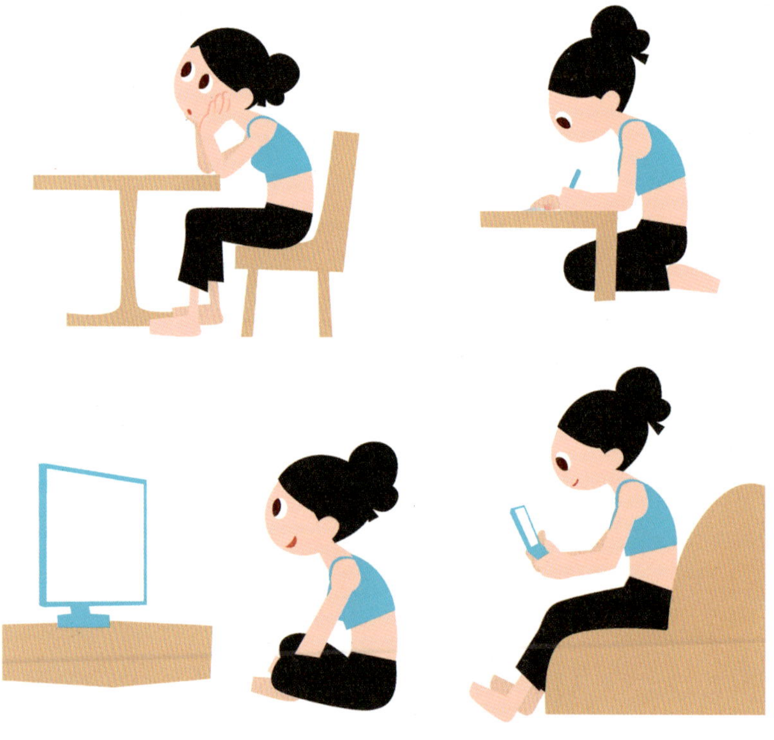

올바른 자세로 앉는 것이 중요하지만 사람들은 보통 편하게 앉기 위해서 등 근육에 의지하지 않아도 되는 고양이 등(굽은 등) 모습으로 자세를 유지합니다. 이 자세로 앞을 보려고 하면 턱이 올라가고, 머리가 몸 바로 위에서 앞으로 돌출됩니다. 또한 등을 뒤로 기대고 엉덩이를 앞으로 미끄러지게 하여 엉덩이 부위로 앉는 자세도 굽은 등을 유발합니다(사진 참조).

이러한 자세들은 편할지는 모르지만 아주 나쁜 자세입니다.

이러한 자세를 지속하면 온몸의 자세가 나빠지고, 어깨 통증과 목 결림, 허리 통증, 변비, 폐활량 감소, 배와 팔뚝에 지방이 붙으며, 그리고 여성에게 많은 일자목 등 여러가지 문제가 나타납니다. 또한 실제 나이보다도 늙어 보일 수 있습니다.

참고로 이상적인 의자 높이는 신장×0.25-(0~2)cm이며, 책상에서 작업하는 경우 이상적인 높이는 신장×0.25-(0~2)+신장×0.183-(0~2)cm입니다. 또한, 이상적인 개수대(싱크대)의 높이는 신장÷2+(5~10)cm입니다. 자신의 의자나 책상, 개수대의 높이를 체크하여 각각 알맞은 높이를 맞추어 사용하는 것이 좋습니다.

굽은 등은 만병의 근원입니다. 굽은 등을 치료하여 올바른 자세에 가깝게 하기 위한 근막 이완을 소개하겠습니다.

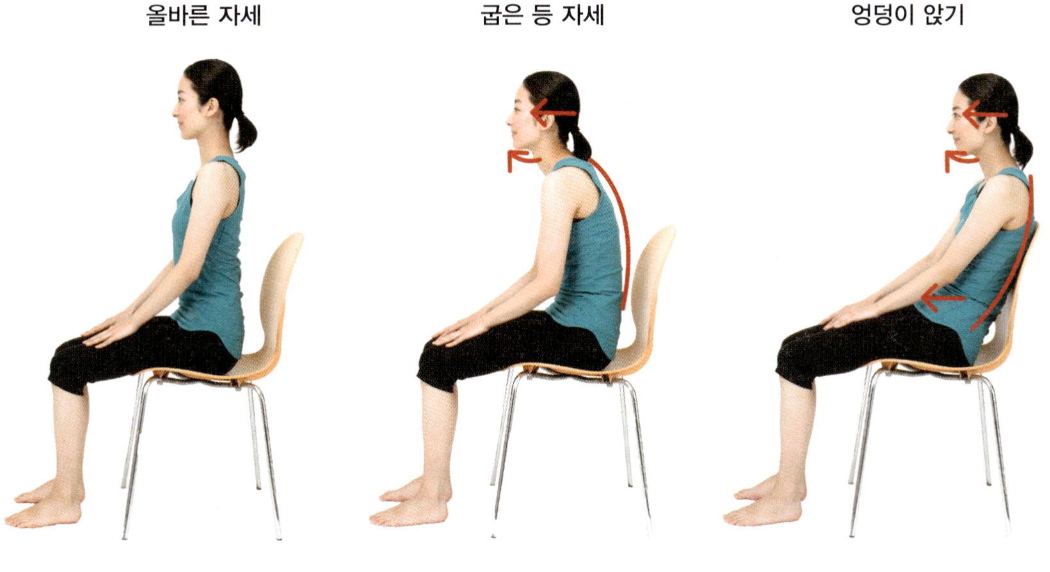

1 만세 근막 이완 30초 3회

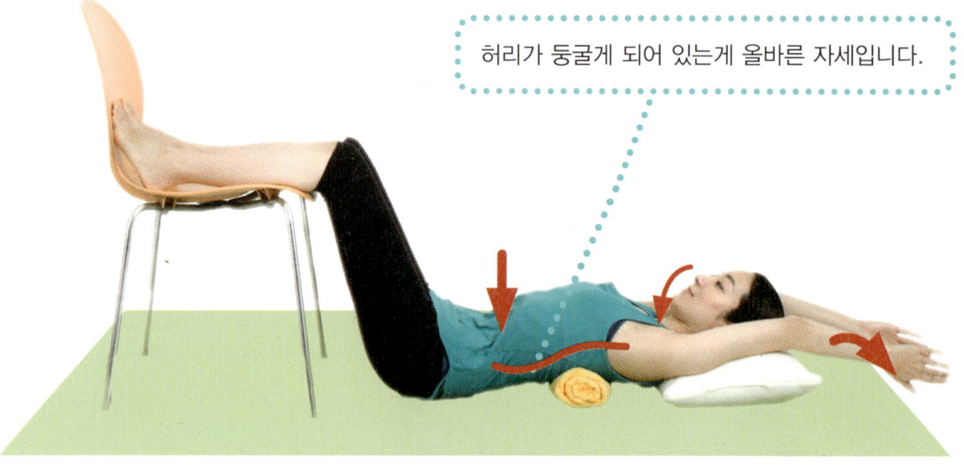

1

어깨뼈 아래 부위가 중심이 되도록 수건을 둥글게 만들어 아래에 받치고 발을 의자나 소파 위에 올려놓습니다.
낮은 베개를 받치고 턱을 목 쪽으로 약간 당긴 상태로 만세 자세를 합니다.
이 자세에서 가슴 앞쪽을 30초 동안 이완시킵니다.

이 동작을 3회 반복해 줍니다. 익숙해지면 좀 더 오랫동안 이완합니다.

2

다리를 바닥에 붙이고 무릎을
굽힌 상태에서도 할 수 있도록 합니다.

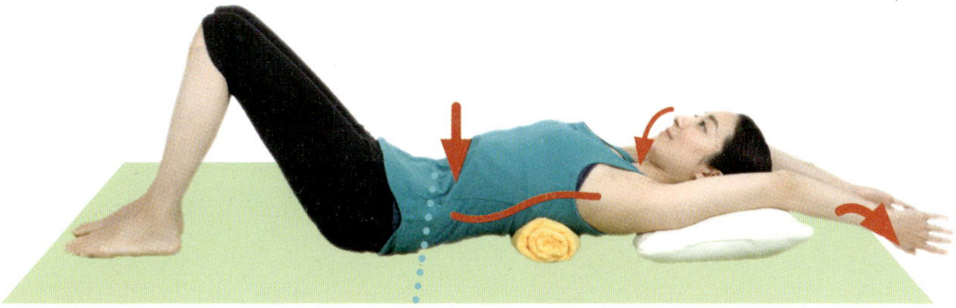

이 때 허리는 배에 약간 힘을 주어서
바닥으로 밀어줍니다.

나쁜 자세

턱이 들리거나 허리만 둥글게 휘어서는 안 됩니다.

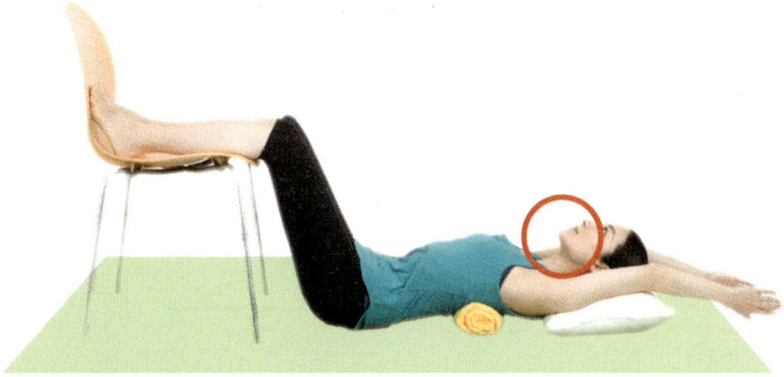

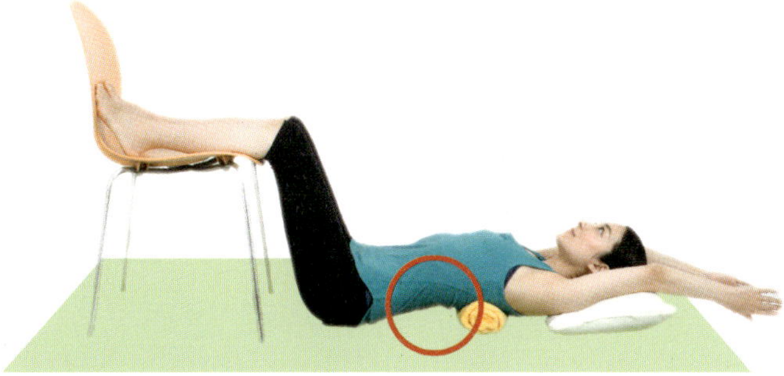

2 엎드린 자세에서 몸을 늘이는 근막 이완

40초씩 3회

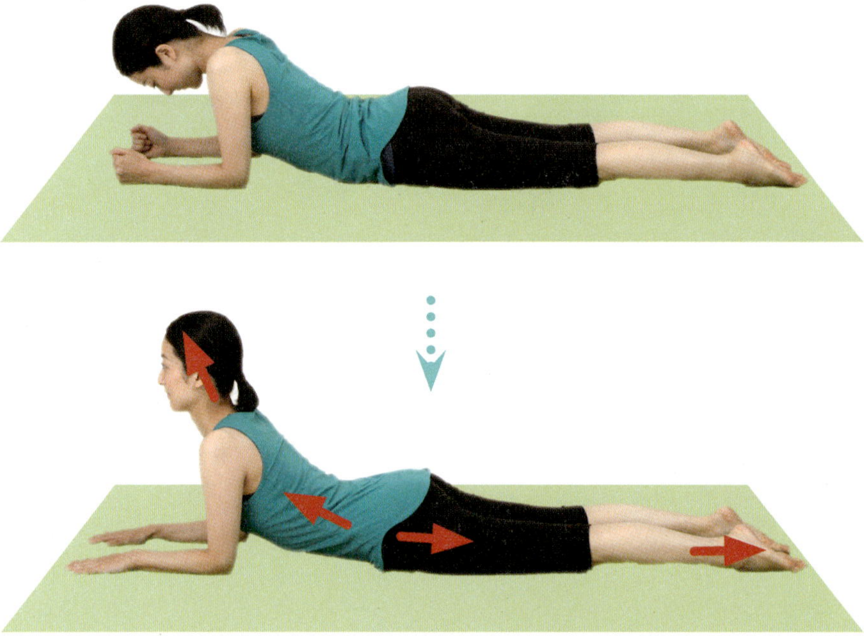

1

엎드린 자세에서 양쪽 팔꿈치를 바닥에
받치고 팔꿈치에서 손바닥까지
바닥에 붙입니다.
다리는 발끝으로 천천히 뻗고, 양쪽 팔꿈치로
바닥을 딛고 몸을 비스듬히 위로 올려
20초 동안 이완시킵니다.

이 동작을 3회 반복합니다. 또한, 익숙해지면 더 오랫동안 이완시킵니다.

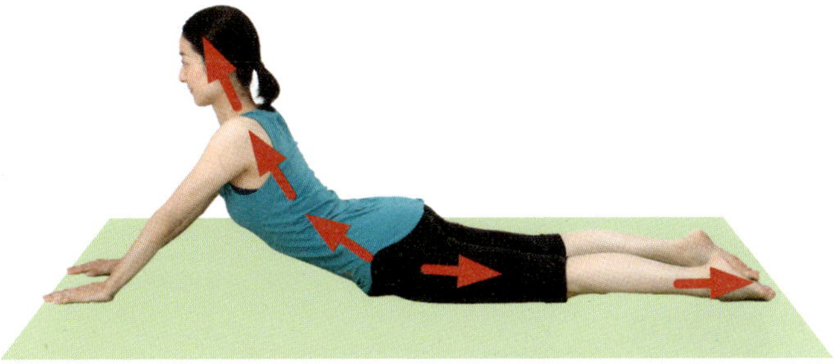

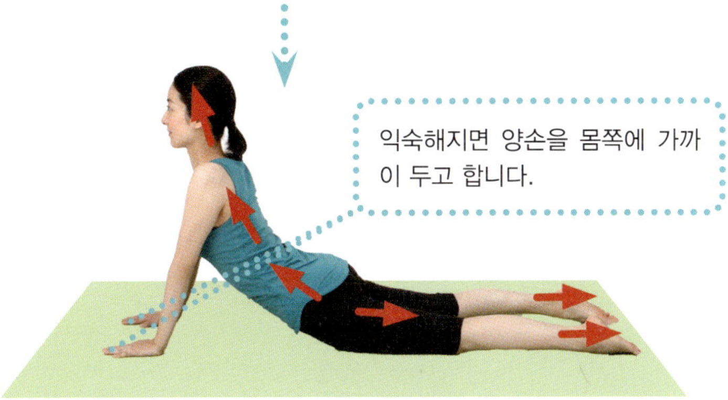

2

양손을 바닥에 받치고, 다리는 발끝으로 천천히 뻗는다.

양손으로 바닥을 딛고, 몸을 긴 원통 모양으로 만든 다음 몸을 천천히 위쪽으로 비스듬하게 펴면서 20초 동안 이완시킵니다.

나쁜 자세

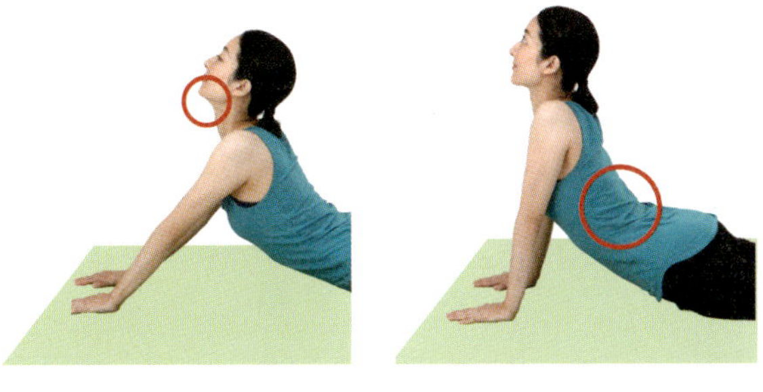

턱이 들리거나 허리만 둥글게 휘어서는 안 됩니다.

3 네 발로 기어서 엉덩이를 당기는 근막 이완

30초 3회

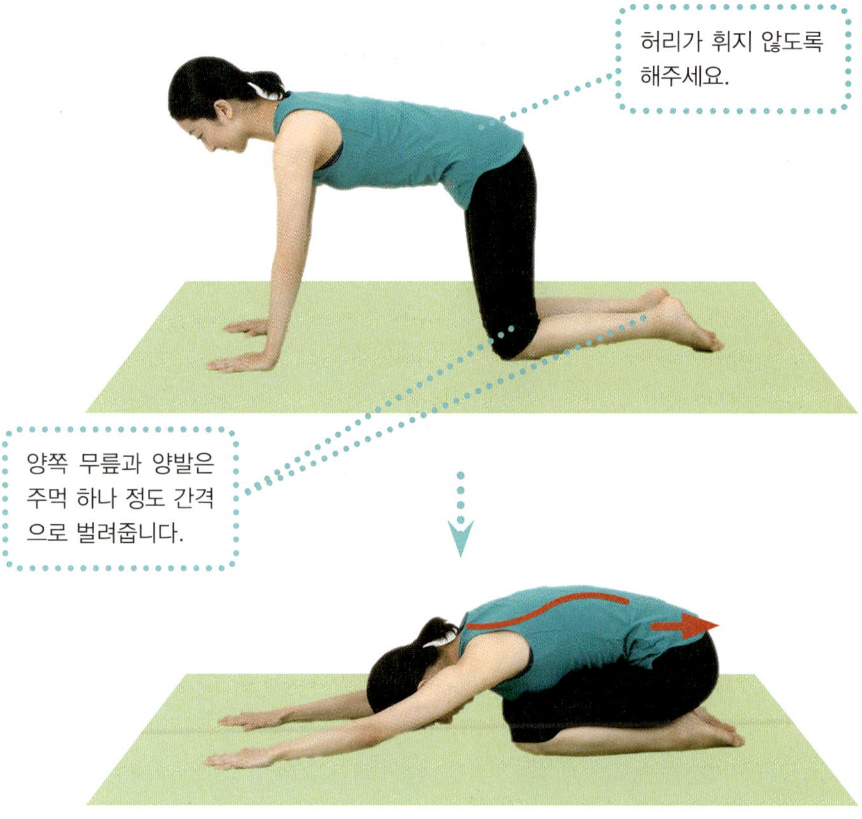
허리가 휘지 않도록
해주세요.
양쪽 무릎과 양발은
주먹 하나 정도 간격
으로 벌려줍니다.

1

네 발로 기어가는 자세를 합니다.
이 자세에서 양손으로 바닥을 누르고 엉덩이를 뒤로 이동시켜 줍니다.
이 때 허리는 둥글게 한 상태에서 가슴 앞쪽을 30초 동안 이완시킵니다.

이 동작을 3회 반복합니다. 익숙해지면 더 오랫동안 이완시킵니다.

나쁜 자세

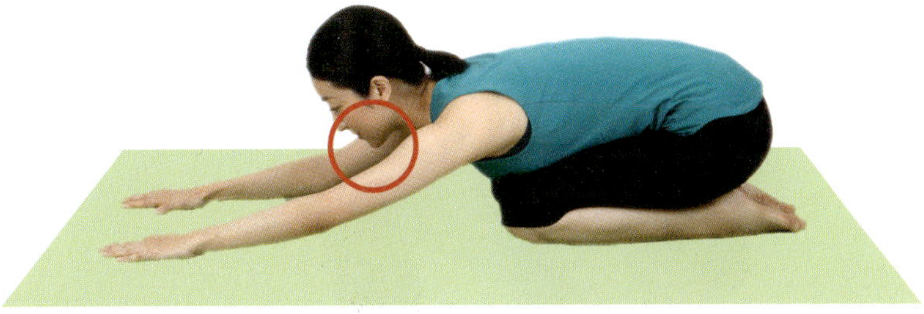

턱이 들리거나 허리가 휘면 안 됩니다.

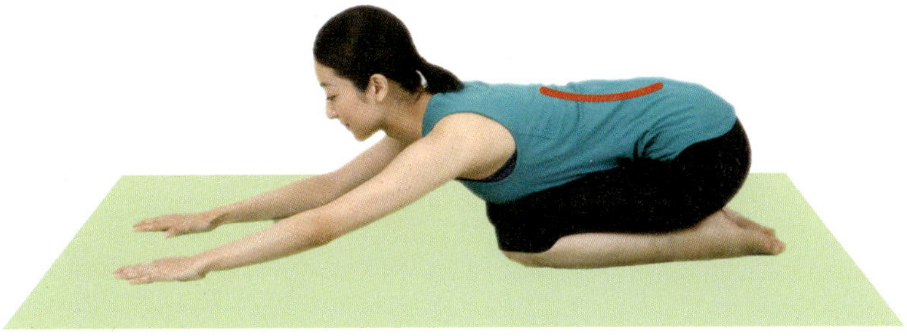

허리가 휘었다면, 양손과 양무릎의 거리를 좁게 하여, 양무릎이 고관절보다도 약간 앞으로 나오는 자세를 합니다.

4 팔꿈치를 붙이고 네발 자세로 엉덩이를 당기는 근막 이완 30초 3회

이 이완 동작은 넓은등근(광배근)이라고 하는 긴 근육도 제대로 이완시킬 수 있습니다.

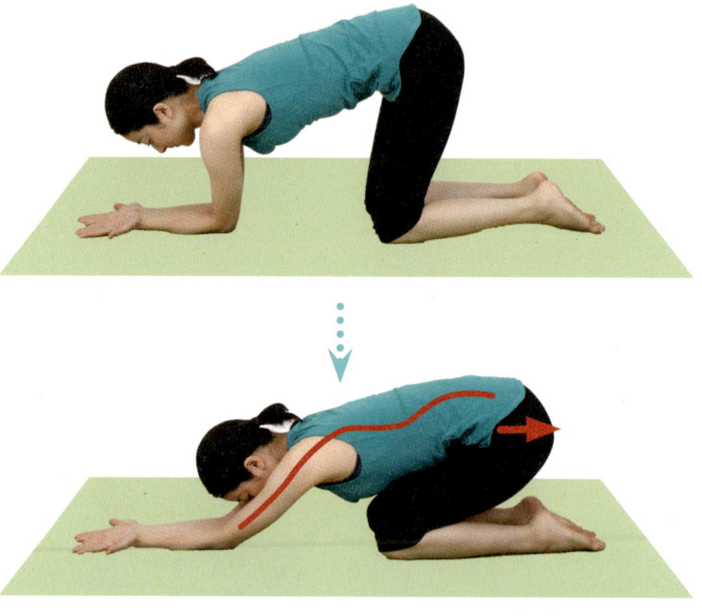

1

양쪽 아래팔과 새끼손가락을 맞붙여서, 양쪽 손바닥이 위를 보도록 손등을 바닥에 붙이고 네 발로 걷는 자세를 합니다.
이 자세에서 엉덩이를 뒤로 이동시켜 줍니다. 이 때, 허리는 둥글게 한 상태에서 가슴 앞쪽부터 어깨, 골반까지 30초 동안 이완시킵니다.

양쪽 팔꿈치가 서로 벌어지거나 손등이 바닥에서 떨어질 것 같아도 자세를 최대한 유지하고, 이완을 지속시킵니다. 이때 요령은 약간 배에 힘을 주어 허리를 바닥 쪽으로 밀착시키는 것입니다.

이 동작을 3회 반복합니다. 익숙해지면 더 오랫동안 이완시킵니다.

나쁜 자세

턱이 들리거나, 허리가 휘면 당연히 안 됩니다. 양쪽 팔꿈치가 벌어지거나 손등이 바닥에서 떨어져도 안 됩니다.

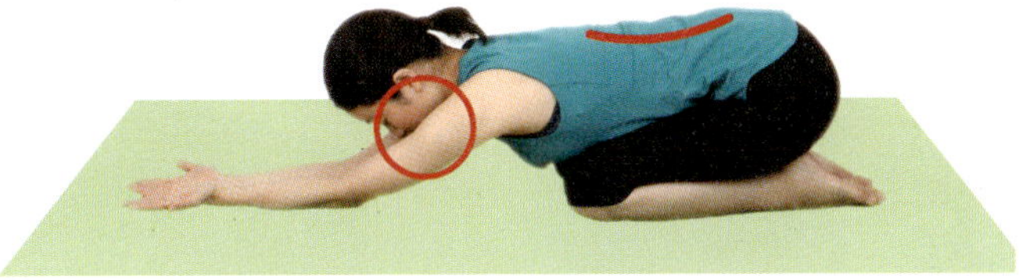

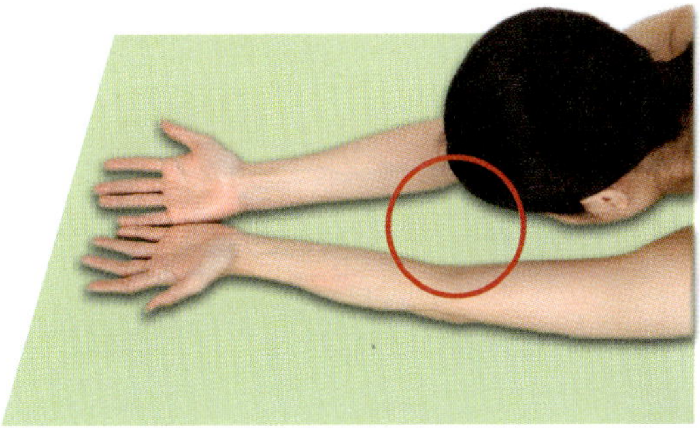

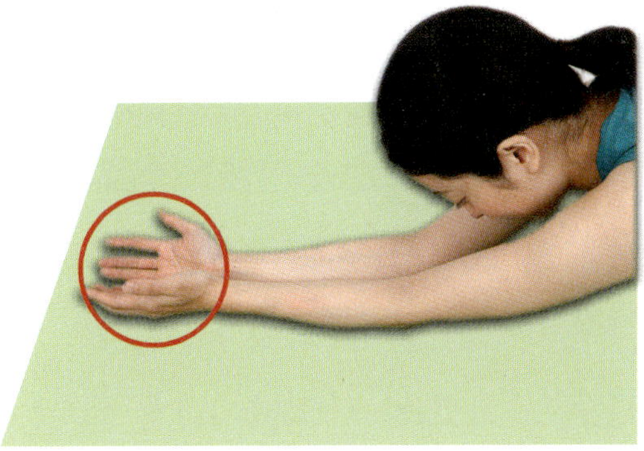

5 팔꿈치를 당기고 어깨를 돌리는 평영 자세 근막 이완 60초 3회

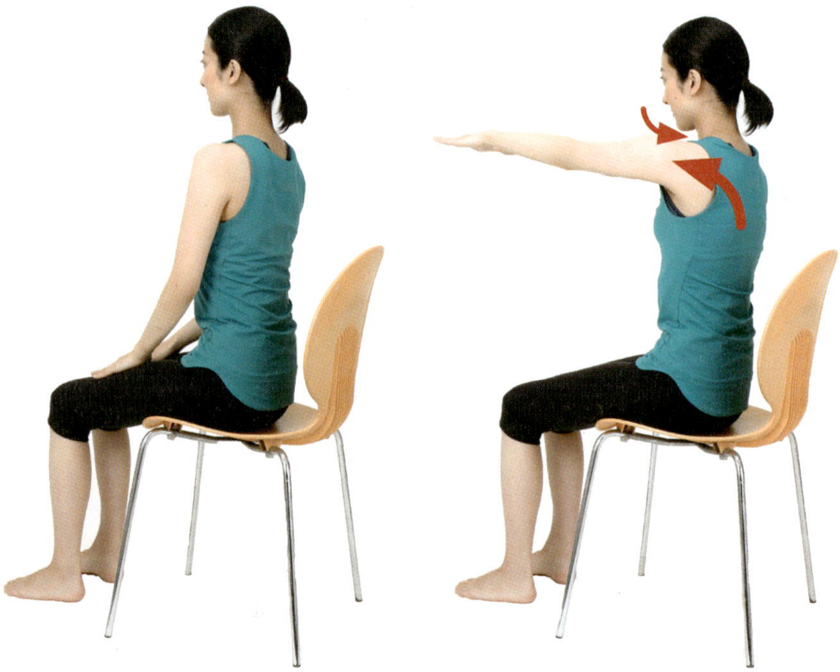

1

의자에 앉아 등이 너무 구부정하게 되지 않도록
주의하면서 평영을 하는 모습처럼
양손을 앞으로 내밀어 줍니다.
양쪽 어깨뼈를 앞으로 내밀어
좌우의 어깨뼈 사이를 20초 동안 이완시킵니다.

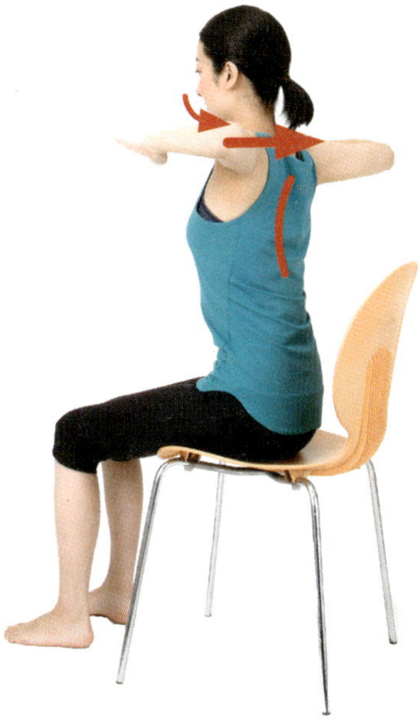

2

다음으로 양쪽 팔꿈치를 어깨 높이에서 뒤로 당깁니다. 턱도 목 쪽으로 당기면서 고개를 숙이지 말고 정면을 바라 봅니다.
이 자세에서 가슴 앞쪽을 20초 동안 이완시킵니다.

굽은 등 치료

3

앞 동작에 이어, 턱은 목 쪽으로 당긴 채로 양쪽 팔꿈치를 어깨보다 앞으로 되돌리면서 동시에 양손을 앞쪽으로 향하도록 양쪽 어깨뼈를 당기듯이 20초 동안 이완시킵니다.

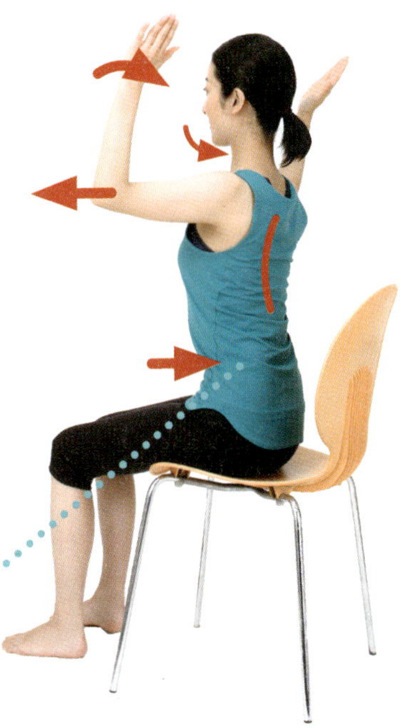

이 때, 배에 약간 힘을 주어서 허리가 휘지 않도록 해줍니다.

처음에는 총 60초부터 시작합니다. 이 동작이 가능해지면 각 동작별로 30초를 유지하여 총 90초를 목표로 합니다. 이 동작을 3회 반복합니다.

어깨 주변도 같이 이완되므로 어깨 통증이나 목 결림에도 효과가 있습니다. 또한 이중턱을 개선하는 데도 효과적입니다. 너무 부드러운 베게는 하늘을 보고 누워 잠을 잘 때, 머리는 내려가고 턱은 위로 들려서 목 앞쪽 근막이 늘어나 이중턱의 원인이 됩니다. 너무 부드러운 베개는 피하도록 합니다.

나쁜 자세

양쪽 팔꿈치가 내려가거나, 허리가 둥글게 휘는 것은 안 됩니다. 허리가 휘지 않도록 낮은 의자에 앉거나 배에 힘을 줍니다.

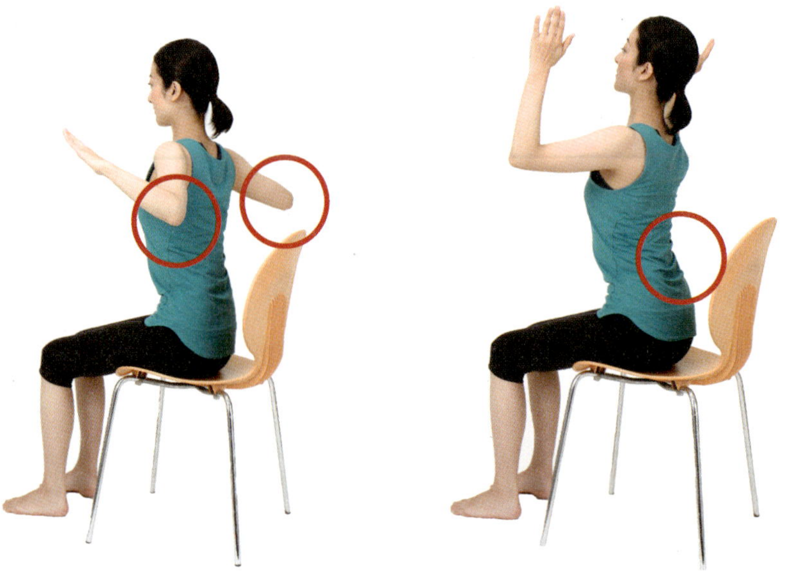

6 어깨뼈를 누르면서 골반을 돌리는 근막 이완

30초 3회씩

⑤ '팔꿈치를 당기고 어깨를 돌리는 평영자세 근막 이완'에서 어깨뼈를 올리는 것이 어려운 분은 사전에 이 동작을 해두면 효과적입니다.

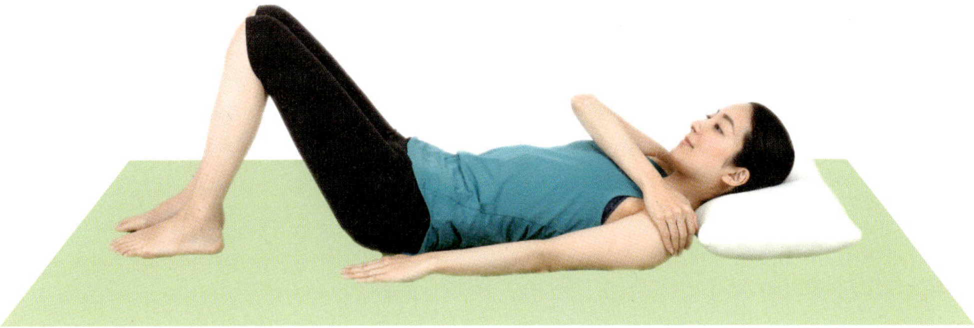

1

하늘을 보고 누워서 양쪽 무릎을 굽혀 무릎을 세웁니다. 한손으로 반대쪽 어깨가 바닥에 닿도록 누른 자세로 10초 동안 이완시킵니다.

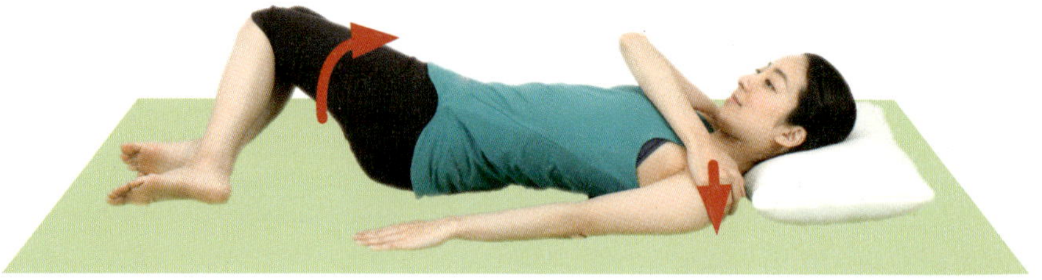

2

이 자세에서 양쪽 무릎과 골반을 누른 어깨와 반대쪽으로 돌려 누르고 있던 어깨가 바닥에서 떨어질 때쯤 멈추고 20초 동안 이완시킵니다.

좌우를 각각 3회 반복합니다. 익숙해지면 더 오랫동안 이완시킵니다. 좌우로 하기 힘든 분은 시간을 들여서 풀어주도록 합니다.

나쁜 자세

양쪽 무릎과 골반을 돌릴 때, 어깨가 바닥에서 떨어지거나 허리가 크게 비틀리면 안 됩니다.
또한, 턱이 위로 올라가는 분은 머리 아래에 베개를 받치고 해줍니다.

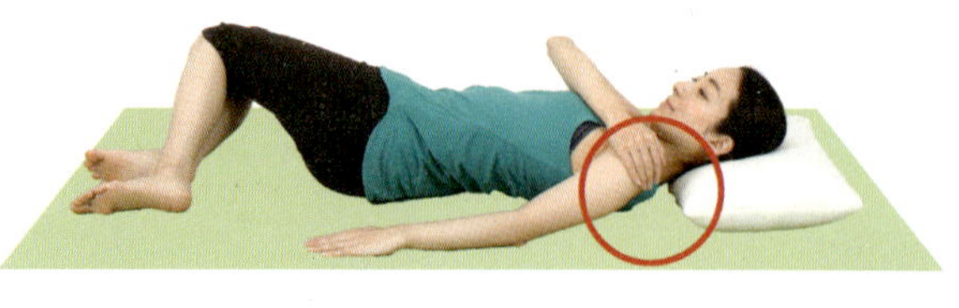

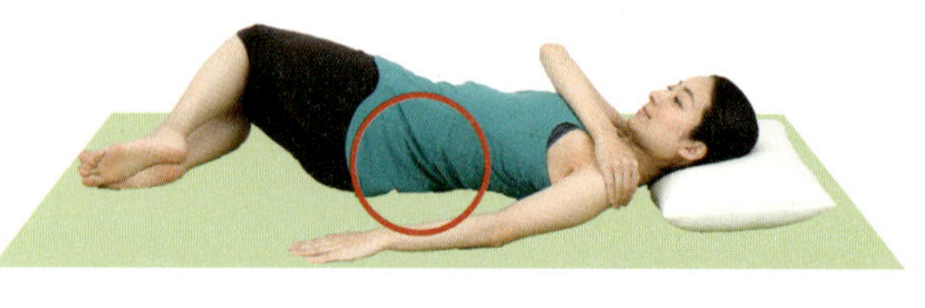

7 매트릭스 자세로 근막 이완 30초 3회

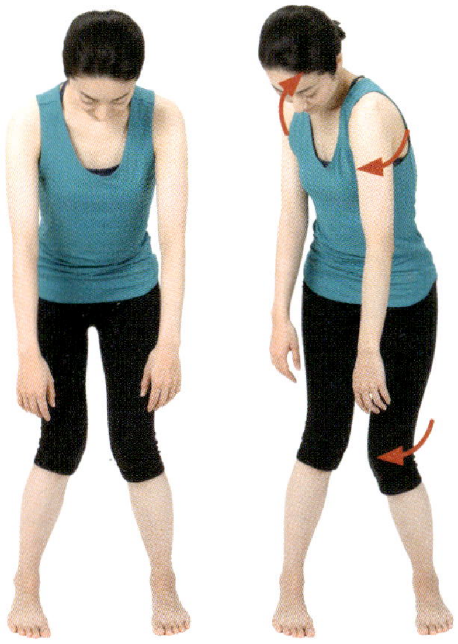

1

몸을 앞으로 숙인 자세에서 무릎을 약간 굽히고, 턱은 약간 앞으로 내밉니다.

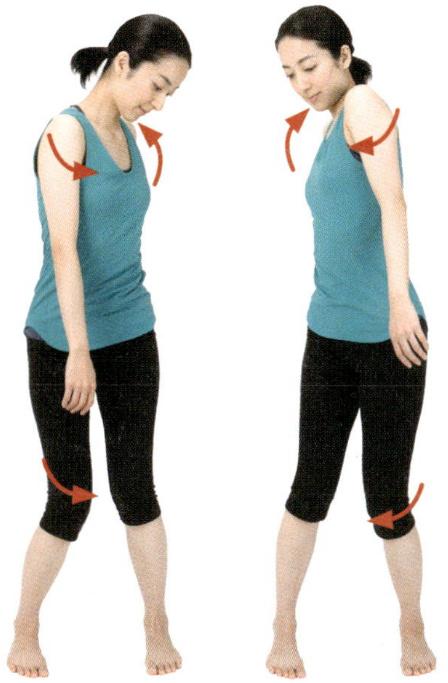

2

어깨를 번갈아 천천히 뒤로 돌리면서 몸을 일으킵니다. 이 때, 허리는 반대쪽으로 비틀면서 천천히 돌립니다. 배에는 약간 힘을 주면 좋습니다.

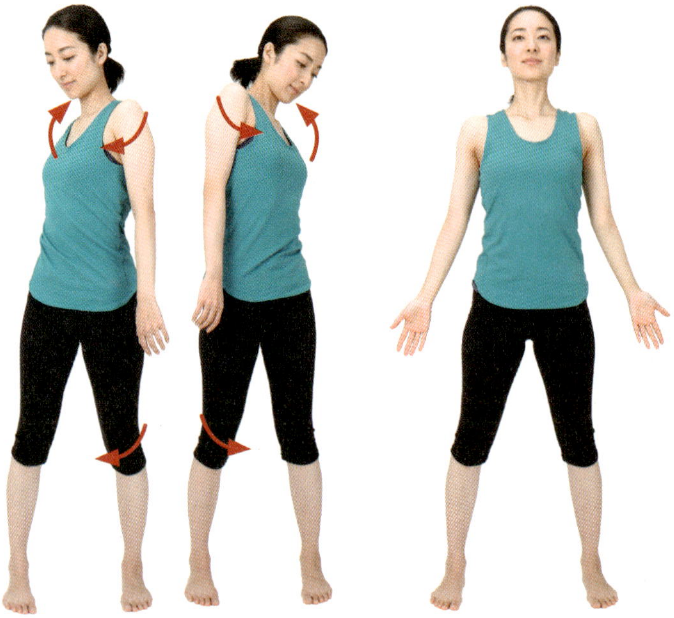

나쁜 자세

처음부터 무릎이 펴져 있거나,
허리를 너무 비틀면 안 됩니다.

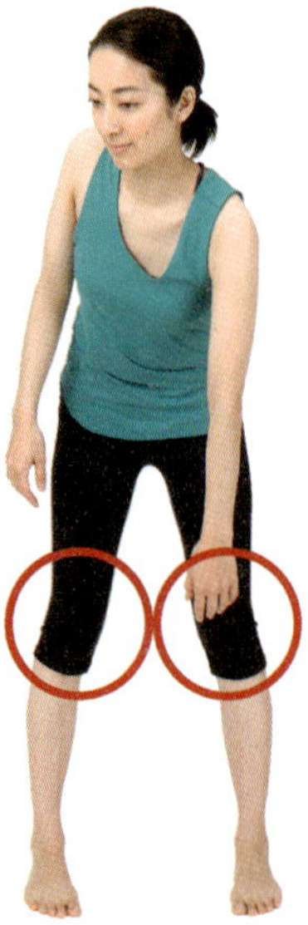

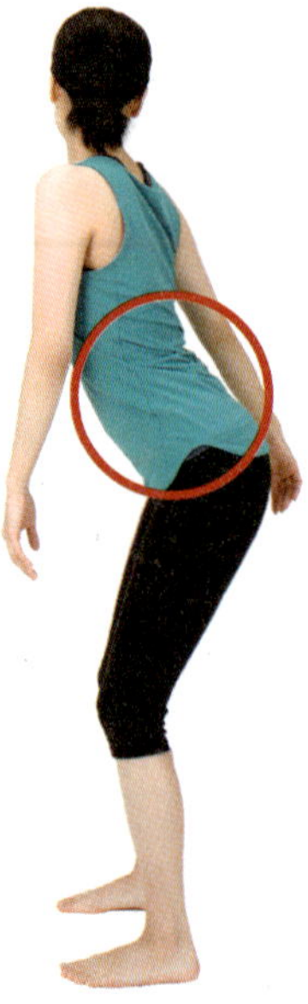

3

허리가 너무 젖혀지지 않도록
조심하면서 어깨와 허리를 천천히 돌려
몸을 바로 일으켜 줍니다.
턱을 당기면서 몸을 일으켜
머리가 몸 중앙에 올 수 있도록 하여,
마지막에 바른 자세로 앞을 봅니다.

이 과정을 20~30초 동안 천천히 합니다. 이 동작을 3회 반복합니다.

Chapter

5

처진 가슴을 올려주는 근막 이완

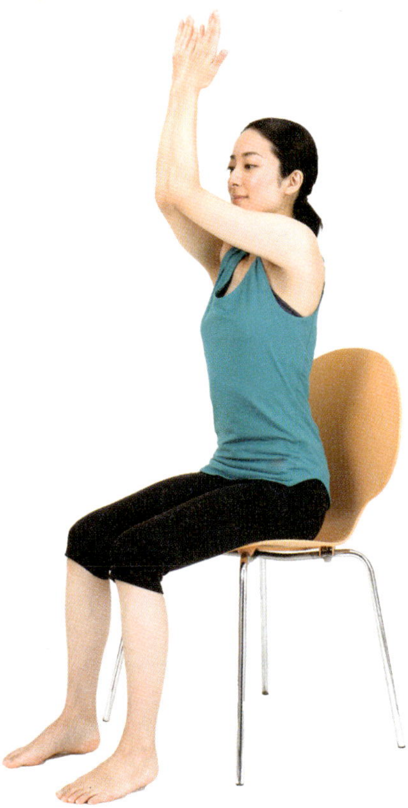

등이 굽어 있으면 가슴도 처지게 됩니다. 굽은 등을 치료하여 데콜테(décolleté, 프랑스어로 목·쇄골·가슴 라인)도 예쁘게 만들어서 처진 가슴을 올려줍니다.

가슴이 처지는 원인은 굽은 등 자세와 함께, 팔에서부터 척추를 통해 골반으로 이어지는 큰 삼각형 모양의 근육인 넓은등근이 경직되고, 짧아지는 것도 영향을 미치고 있습니다. 등이 굽으면 어깨가 앞쪽으로 향하게 되고, 근육이 경직되어 굳어지게 되는 것입니다.

가슴을 올리기 위해서는 브래지어를 입는 방법도 알아봐야 합니다.

등이 굽은 사람은 브래지어의 언더 버스트 후크의 위치가 받침점이 되어 점점 굽은 등이 되기 쉽습니다.
브래지어의 언더 버스트의 벨트 위치가 어깨뼈 아래에 올 수 있도록 합니다. 올바른 위치에 속옷을 착용하는 것으로 인해 가슴 부분의 가슴뼈(흉추)를 앞으로 내미는 힘이 더해져서 가슴을 펴는 동작을 의식하게 됩니다.

1 가슴을 모으고 올려주는 자세 30초 3회

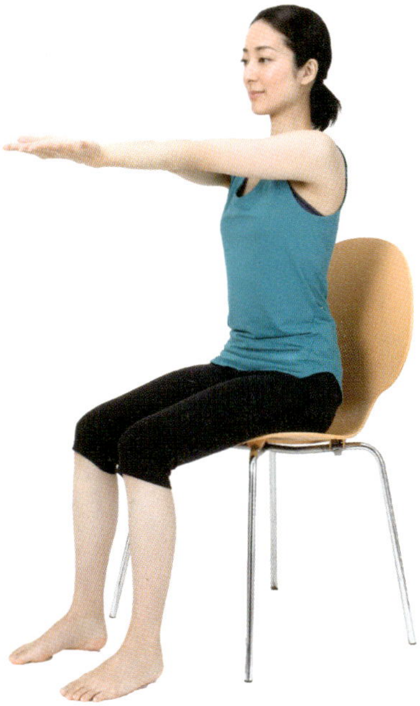

1

양쪽의 손바닥을 위로하여
팔을 앞으로 뻗습니다.
양손의 새끼손가락을
맞붙입니다.

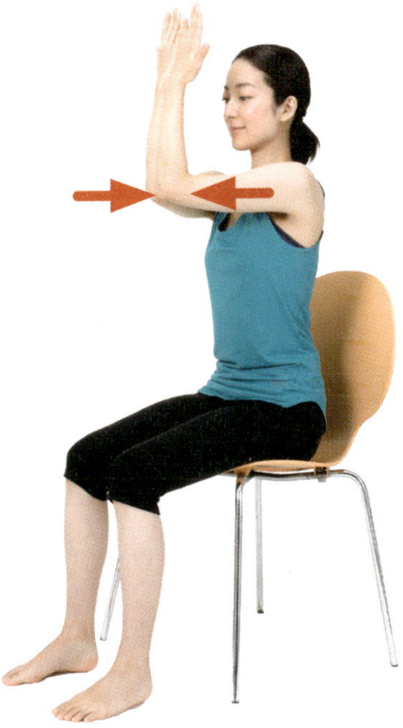

2

팔꿈치를 90도로 굽혀서
팔꿈치에서 손목, 새끼손가락까지
붙인 자세로 10초 동안
이완시킵니다.

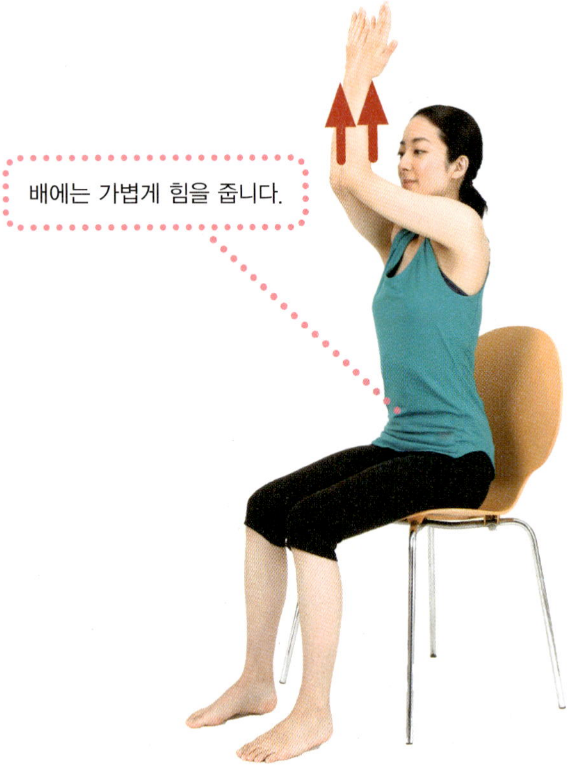

3

그대로 양손을 위로 올려
양쪽 팔꿈치가 떨어질 때쯤에
멈춰서 그 자세로
20초 동안 이완시킵니다.

이 동작을 3회 반복해 줍니다. 익숙해지면 더 오랫동안 이완시킵니다. 이 동작을 반복하는 것으로 처진 가슴도 올라가게 되고, 등에 살이 찌는 것도 막을 수 있습니다.

나쁜 자세

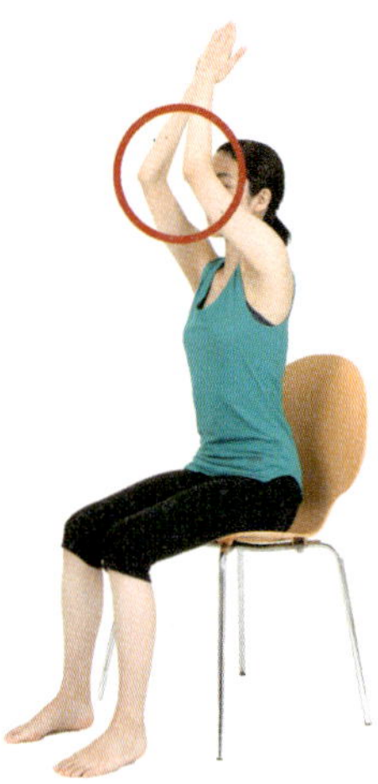

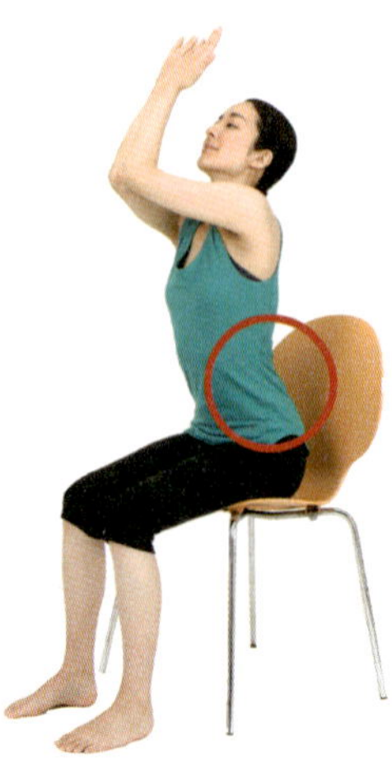

팔을 올렸을 때 팔꿈치가 떨어지거나, 허리가 휘면 안 됩니다.

2 가슴을 내밀고 어깨를 회전하여 근막 이완

40초 3회

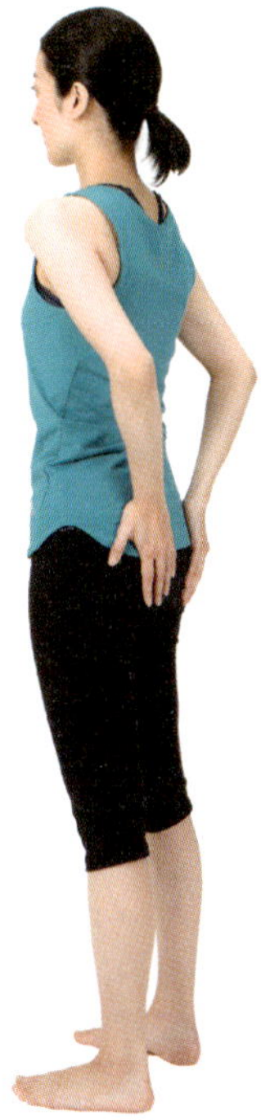

1

양손을 양쪽 엉덩이에 붙입니다.

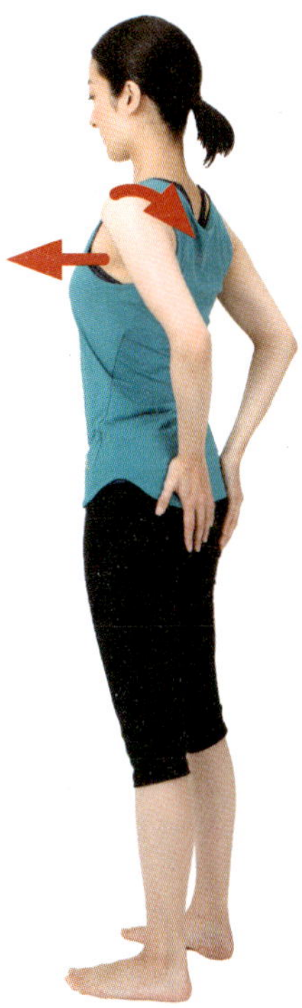

2

양쪽 어깨를 뒤쪽으로 돌리면서 가슴을 앞으로 내밀고 20초 동안 이완시킵니다.

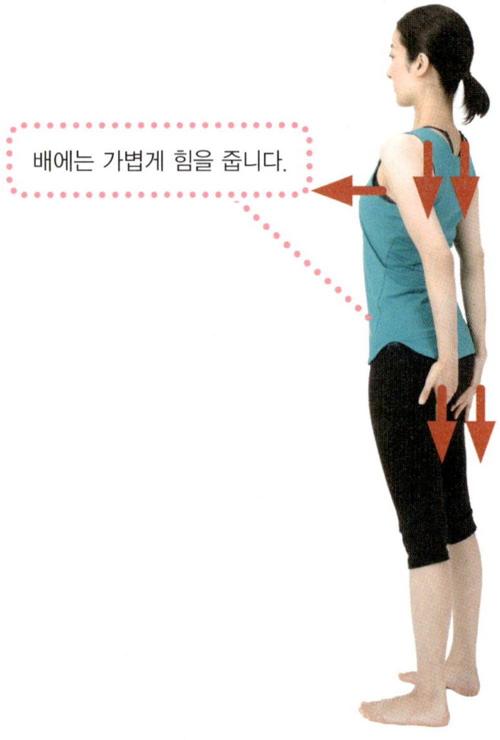

3

그대로 양손은 엉덩이를 따라 미끄러지듯 내리면서 양쪽의 어깨뼈를 아래로 당겨 20초 동안 이완시킵니다.

이 동작을 3회 반복해 줍니다. 익숙해지면 더 오랫동안 이완시킵니다. 이 동작을 지속하면 자세도 개선되며 바스트업!도 가능해집니다.

나쁜 자세

허리를 뒤로 젖히거나, 턱이 올라가면 안 됩니다.

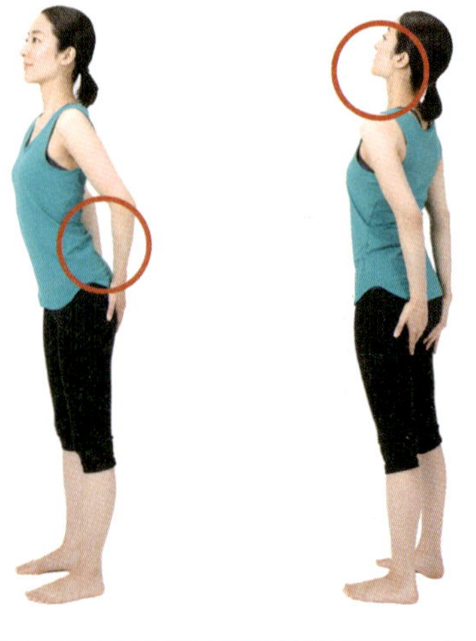

Chapter

6

일자목을 치료하는 근막 이완

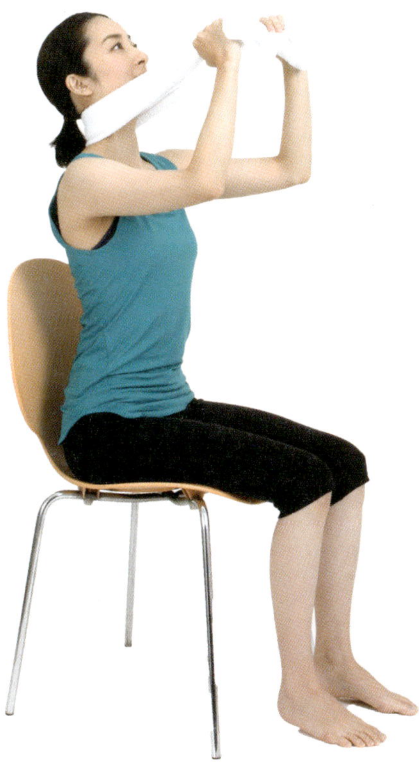

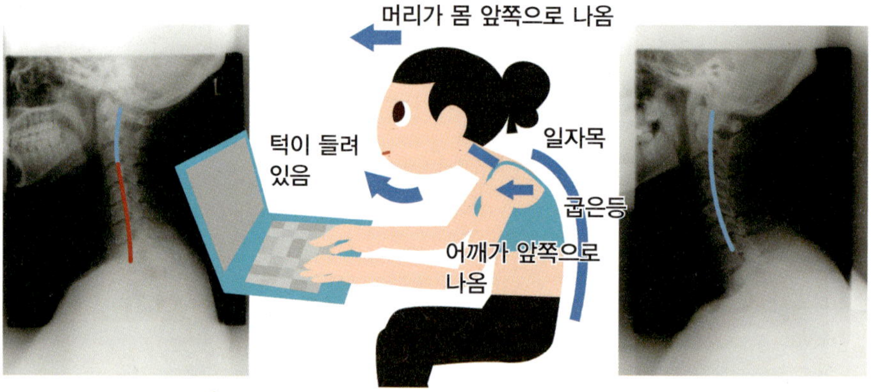

일자목

정상적인 목의 굴곡

보통 목은 목의 중간 부분이 앞으로 나온 '전만'이라고 하는 굴곡 형태를 하고 있습니다.

등이 굽어서 머리가 앞으로 나오고, 턱이 위로 들리면 목 뒤의 근육이 딱딱하게 경직됩니다. 이 상태에서 턱을 당겨 앞을 보려고 해도 턱이 당겨지지 않기 때문에 목의 중간 부분이 굽혀져야 앞을 볼 수 있습니다. 이 때문에 굽은 등에 일자목이 더해진 나쁜 자세가 되어버리는 것입니다(그림 참조).

이렇게 되면 머리의 무게를 지탱하기 위해서 어깨뿐만 아니라 목 뒤의 근육에도 부담이 되므로 목도 결리게 됩니다. 어깨가 처진 여성에게서 많이 보이는 자세이기도 합니다.

그래서 지금부터 이 일자목을 치료하는 근막 이완을 소개합니다. 앞에서 소개한 '굽은 등을 치료하는 근막 이완'과 함께 하면 더욱 효과가 좋습니다.

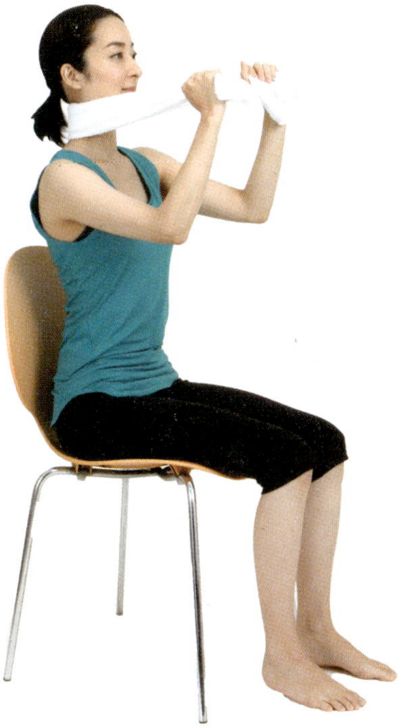

1

의자에 바른 자세로 앉습니다.
양손으로 수건을 잡고
목 뒤에 얹어둡니다.

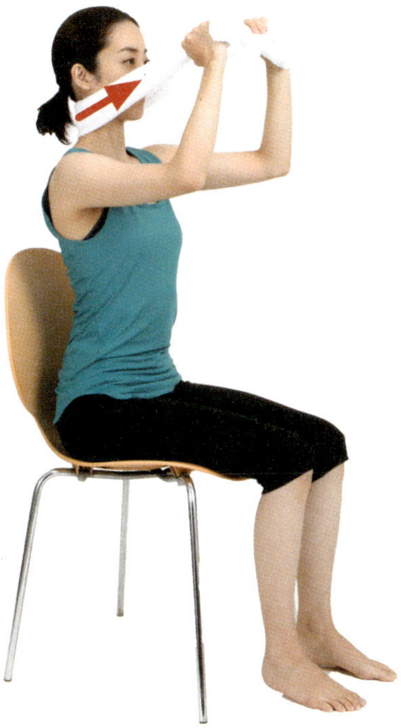

2

고개가 뒤로 젖혀지는 곳에
맞춰서 수건을 앞쪽 위
방향으로 당깁니다.
이 자세로 목뼈 중간을
앞쪽으로 나오도록 곡선을
만들어 10초 동안 이완시킵니다.

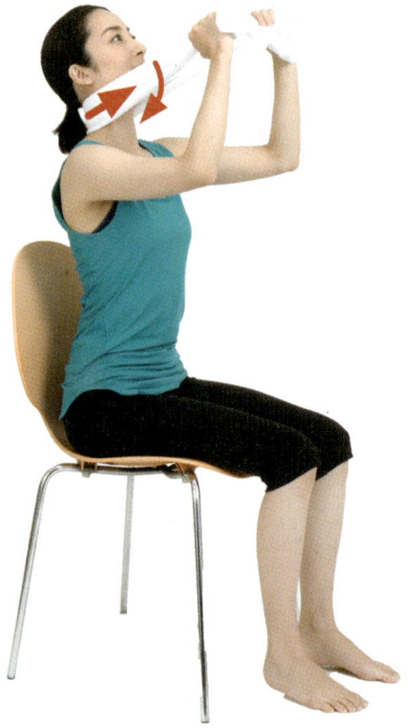

3

수건을 약간 앞쪽 위 방향으로
당긴 상태에서 가슴을 펴고, 동시에
턱을 울대뼈 방향으로 가깝게 당겨줍니다.
수건이 뒤쪽으로
당겨질 듯한 위치에서 멈춰
20초 동안 이완시킵니다.

나쁜 자세

수건을 앞으로 당기는 힘이 너무 세서 턱을 당길 수 없거나 반대로 수건이 뒤쪽으로 당겨져 목 중간 부분이 굽혀지면 안 됩니다.

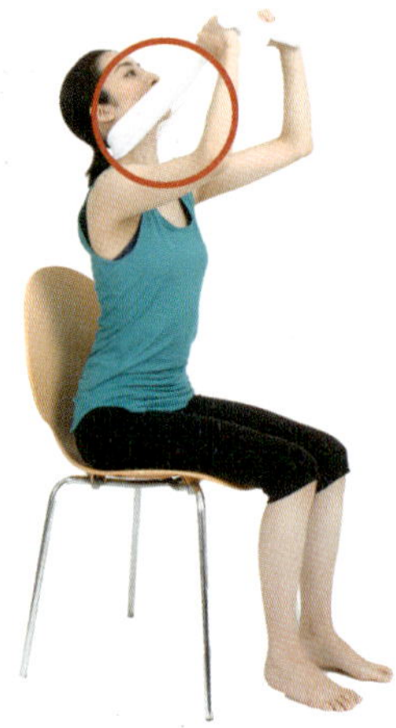

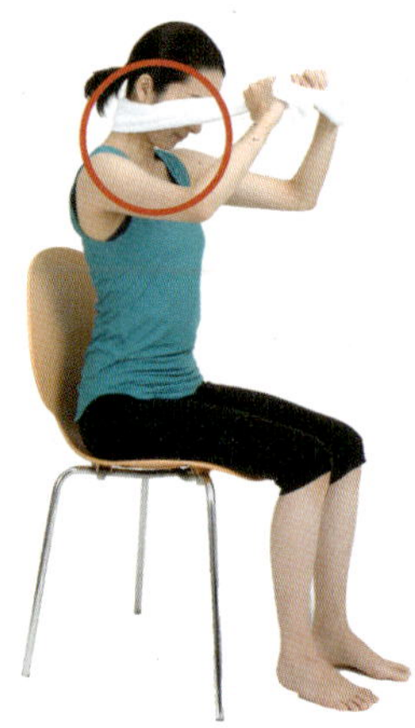

이 동작을 3회 반복합니다. 턱을 당기는 것이 어렵거나 통증이 있으면 수건을 약간 느슨하게 잡아줍니다.

Chapter

7

목과 어깨 주변의 근막 이완

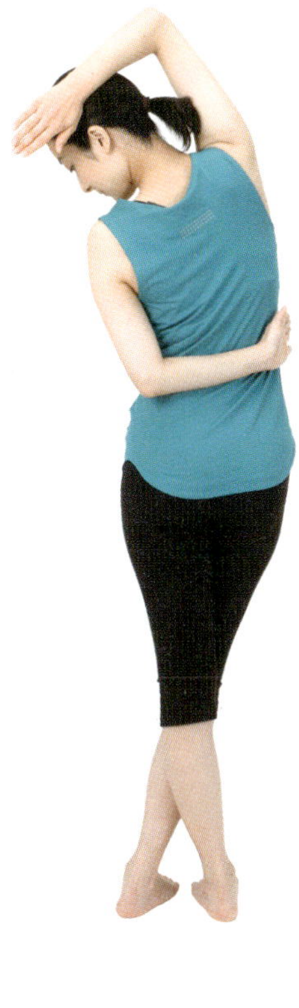

어깨 결림이나 목 결림이 있는 사람에게 효과적인 근막 이완을 소개하도록 하겠습니다.

어깨가 결리는 경우는 어깨가 올라간 사람, 어깨가 처진 사람, 처지지도 올라가지도 않았는데 결리는 사람 이렇게 세 가지의 경우가 있습니다. 어깨가 올라간 사람은 항상 머리와 어깨 전체를 연결하는 근육이 밀푀유(millefeuille, 프랑스 디저트의 한 종류)처럼 얕은 근육에서부터 깊은 근육까지 모두 결리게 됩니다. 처진 어깨를 가진 사람은 목과 어깨뼈를 연결하는 깊은 곳의 근육이 특히 결립니다. 깊은 곳의 근육까지 결리는 사람일수록 두드리거나 문질러보아도 좀처럼 개선되지 않습니다.

또한, 어깨가 올라가지도 처지지도 않았는데 결리는 사람도 아주 많습니다. 필기, 뜨개질, 컴퓨터 작업이나 스마트폰 보는 것을 오랫동안 같은 자세로 하면 어깨 결림이나 목 결림이 일어나게 됩니다.

어깨 결림이나 목 결림이 심해지면 편두통이나 현기증, 이명까지 생기게 되고 더 심해지면 자율신경 기능 이상까지도 더해져서 일상생활이 힘들어지게 됩니다.

자신의 어깨가 올라가거나, 처져 있는 것을 알려면 몸을 뒤에서 봤을 때 첫 번째 등뼈(흉추)의 아래쪽 가장자리를 연결하는 수평선보다도 양쪽 어깨의 봉우리(견봉)가 위에 있거나 아래에 있는 모양으로 알 수 있지만, 이것은 스스로는 보기 어렵습니다.

그렇기 때문에 거울 앞에 서서 빗장뼈의 기울기를 체크하도록 합니다. 좌우의 빗장뼈가 이루는 각도를 시계에 비유하면 2시와 3시의 중간보다 3시에 가깝거나 9시와 10시의 중간보다 9시에 가까우면 빗장뼈 각도는 거의 정상입니다(그림).

빗장뼈의 각도가 정상 위치보다도 위에 있다면 전형적으로 올라간 어깨이며, 아래에 있으면 처진 어깨가 됩니다.

올라간 어깨의 등세모근(승모근)의 윗부분 섬유와 어깨올림근(견갑거근)이 경직되어 짧아지고, 등세모근의 아랫부분 섬유가 늘어나 근력이 저하됩니다. 처진 어깨는 어깨올림근과 작은 마름근(능형근)이 경직되어 짧아지고, 등세모근 윗부분의 섬유가 늘어나 근력이 저하됩니다(그림).

빗장뼈(쇄골)의 기울기

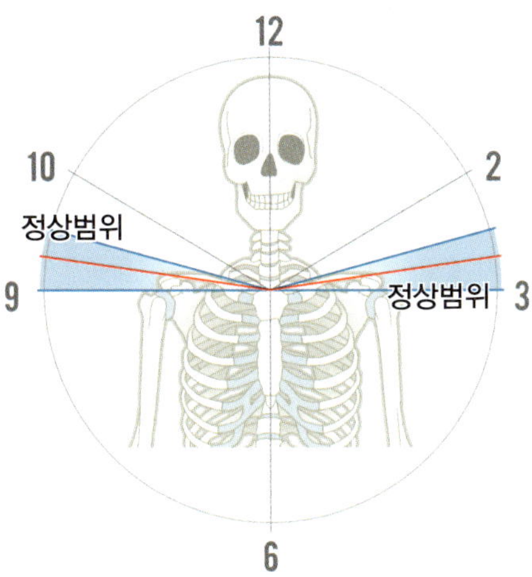

올라간 어깨와 처진 어깨

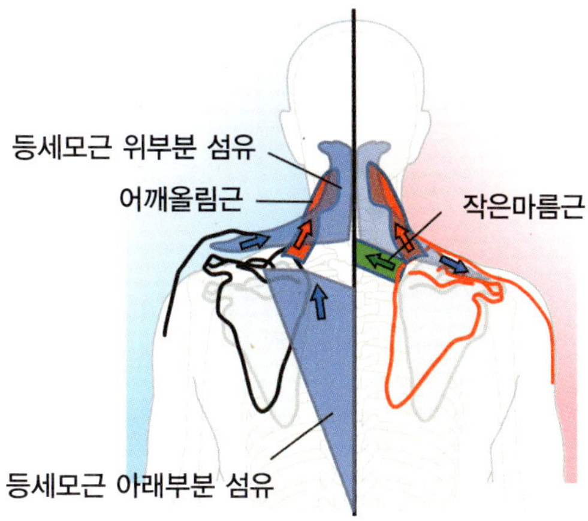

올라간 어깨와 처진 어깨는 이완하는 방법도 다릅니다. 여기서는 어깨 주변의 근막을 이완시켜 어깨 결림이나 목 결림을 개선하는 방법을 소개하도록 하겠습니다.

목 · 어깨 주변

1 어깨를 감싸는 자세로 근막 이완 60초 3회

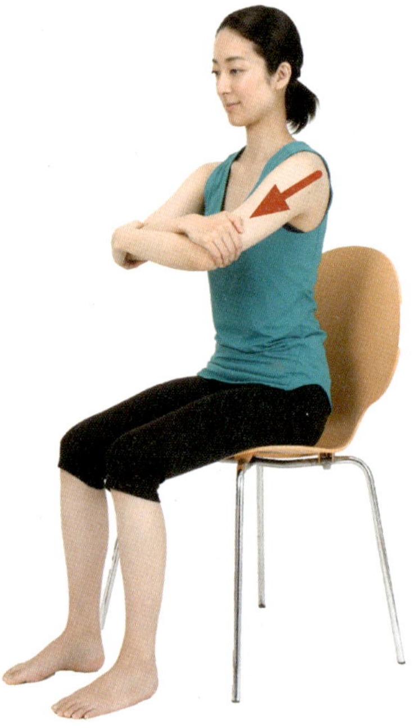

1

의자에 앉아 양손을 앞쪽에서 교차하여
각각 반대쪽의 팔꿈치를
움켜잡습니다.
그리고 양쪽 팔꿈치를 앞쪽 아래
방향으로 내밀고, 뒤쪽 등을 편
상태에서 10초 동안 이완시킵니다.

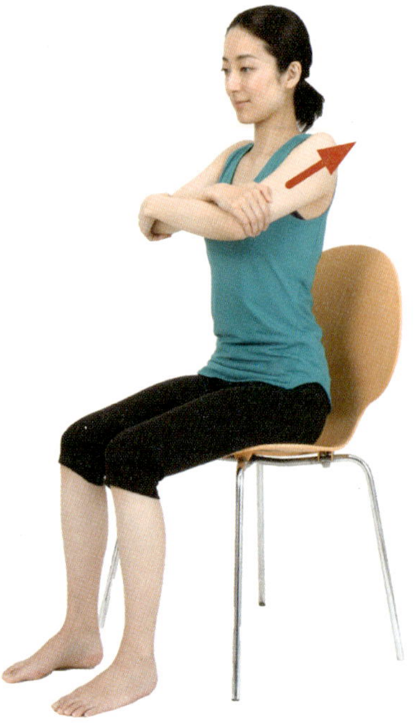

2

다음은 뒤쪽 위 방향으로
당겨서 앞쪽 가슴 부위를
편 상태로 10초 동안
이완시킵니다.

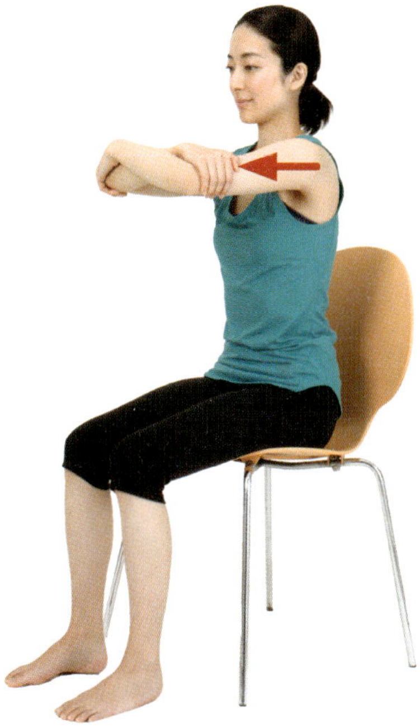

3

양쪽 팔꿈치를 직각 모양으로 똑바로 앞으로 내밀고, 등쪽을 편 자세로 10초 동안 이완시킵니다.

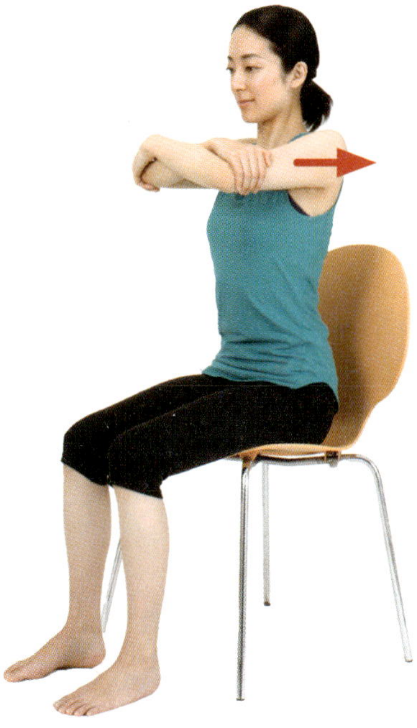

4

다음은 뒤쪽으로 그대로 당겨서, 앞쪽을 편 자세로 10초 동안 이완시킵니다.

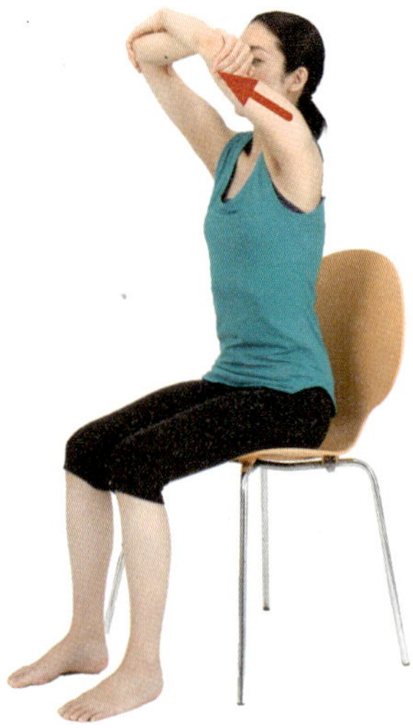

5

양쪽 팔꿈치를 앞쪽 위 방향으로
내밀어서 등쪽을 편 자세로
10초 동안 이완시킵니다.

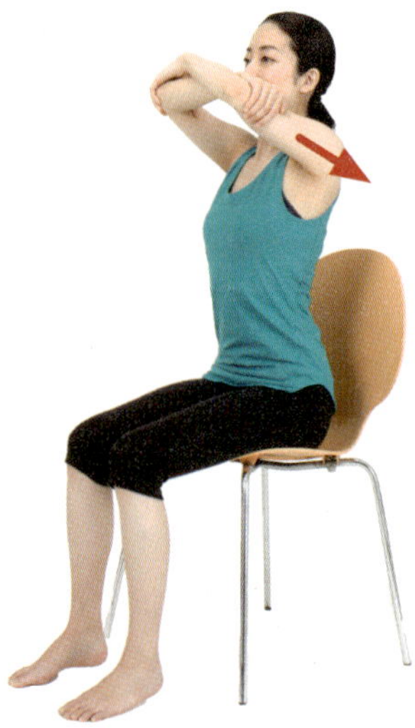

6

다음은 뒤쪽 아래 방향으로
당겨서 앞쪽을 편 자세로
10초 동안 이완시킵니다.

1~6 동작을 3회 반복합니다.

나쁜 자세

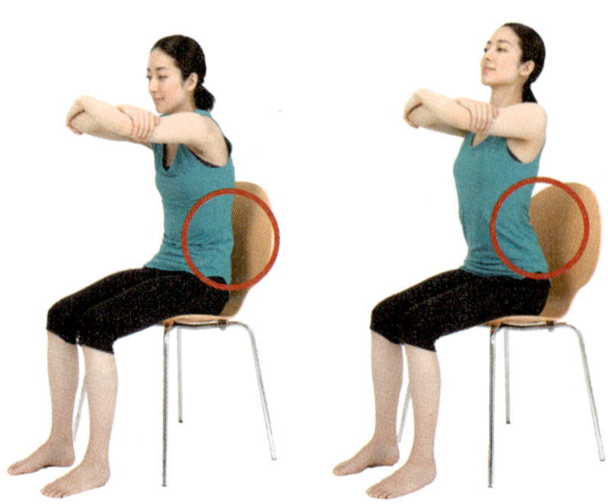

앞으로 내밀 때 허리를 너무 둥글게 구부리거나, 뒤로 당길 때 허리가 활처럼 휘면 안 됩니다.

2 수건으로 머리를 당기는 자세로 근막 이완

40초 3회

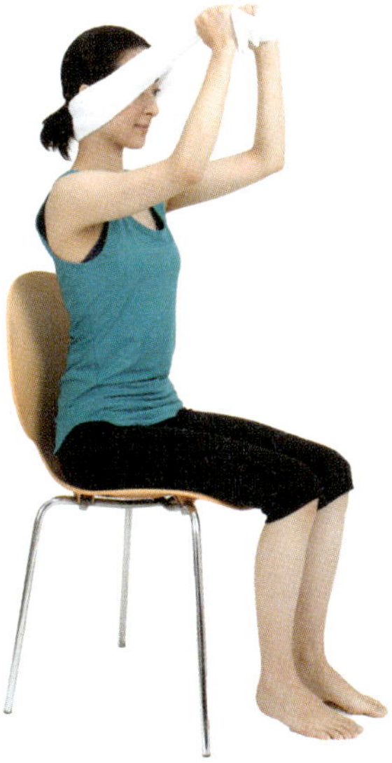

1

수건을 양손으로 잡고,
머리와 목의 경계
오목한 곳에 걸쳐둡니다.

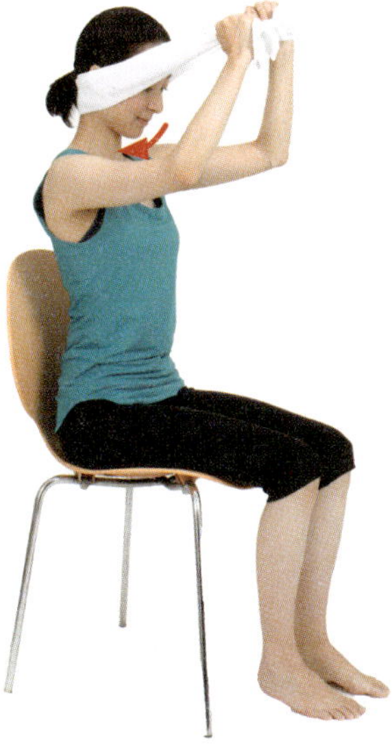

2

턱을 가볍게
당기고 20초 동안
이완시킵니다.

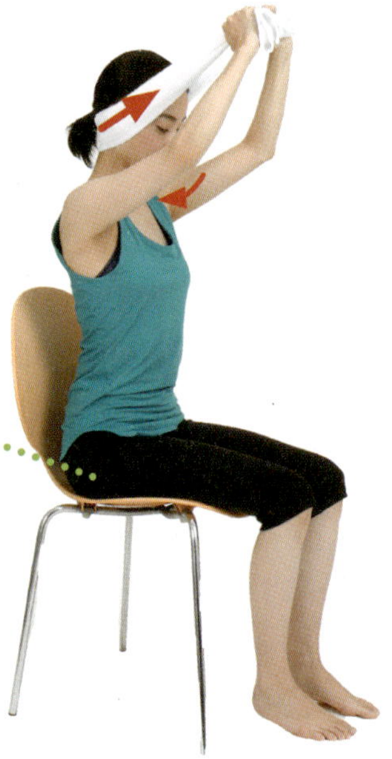

엉덩이는 의자에서
떨어지지 않도록
제대로 앉습니다.

나쁜 자세

턱이 당겨지지 않고 올라가거나, 허리가 휘면 안 됩니다.

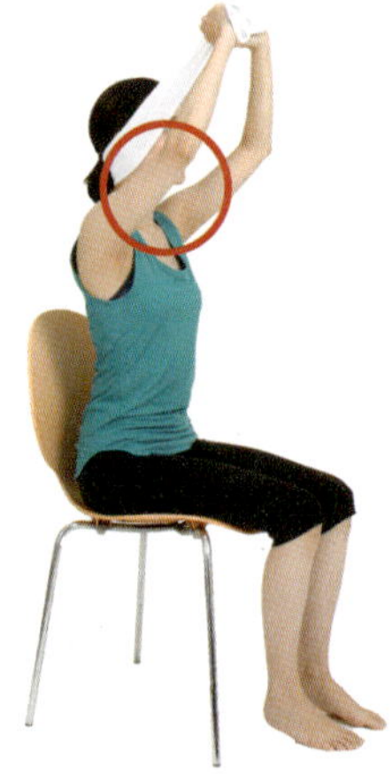

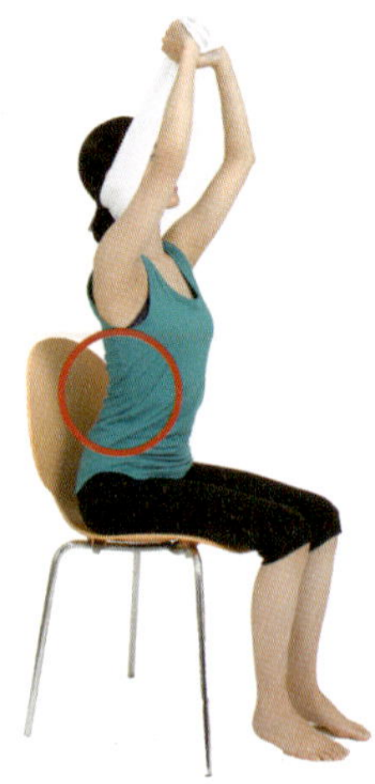

3

그 상태에서 머리 전체를 비스듬하게
위쪽 방향으로 당겨서 늘이고
20초 동안 이완시킵니다.
이 때 목 전체가 곧게 펴지는 것이
이상적입니다.

1~3을 3회 반복합니다.

3 수건을 이용하여 목을 기울이는 자세로 근막 이완 30초 3회씩

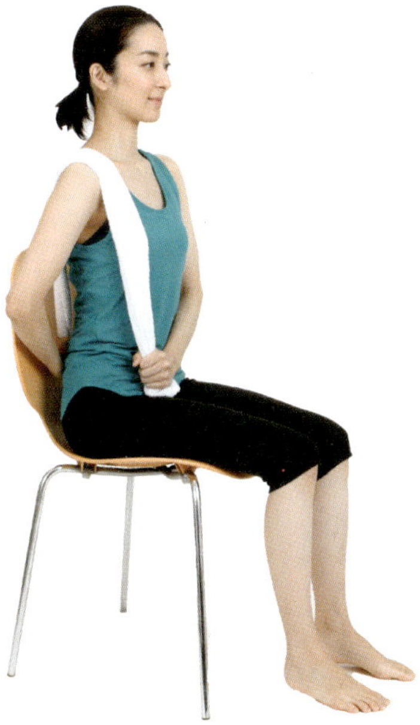

1

수건으로 목을 기울이는 쪽의 반대쪽 어깨를 누릅니다.

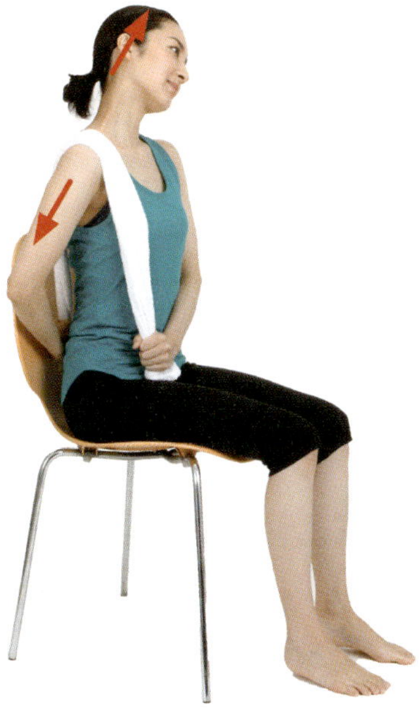

2

이 상태에서 턱을 당기고, 목을 옆쪽으로 기울여 10초 동안 이완시킵니다.

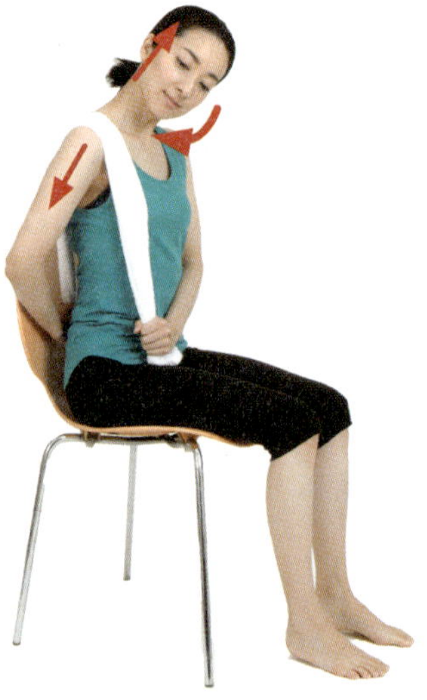

3

다음은 귀를
어깨보다도 앞으로
나오도록 머리와 목을
돌려서 10초 동안
이완시킵니다.

※ 어깨가 처진 사람은 이 방향으로 따라하면 안 됩니다.

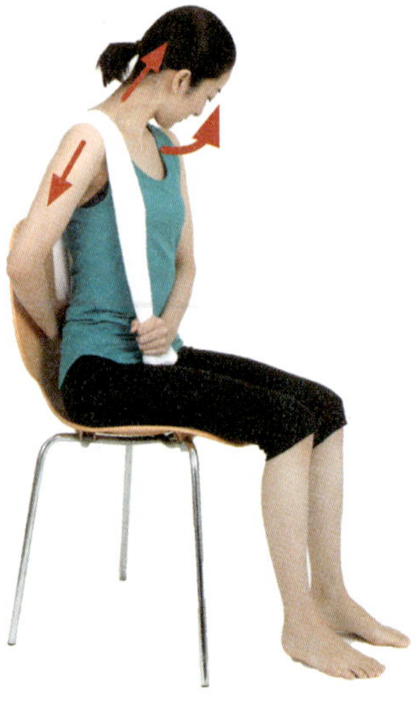

4

그리고 코가 어깨에
닿을 듯이 머리와 목을
돌려서 10초 동안
이완시킵니다.

나쁜 자세

턱이 올라가 머리가 뒤로 기울거나, 수건으로 누른 어깨가 올라가면 안 됩니다.

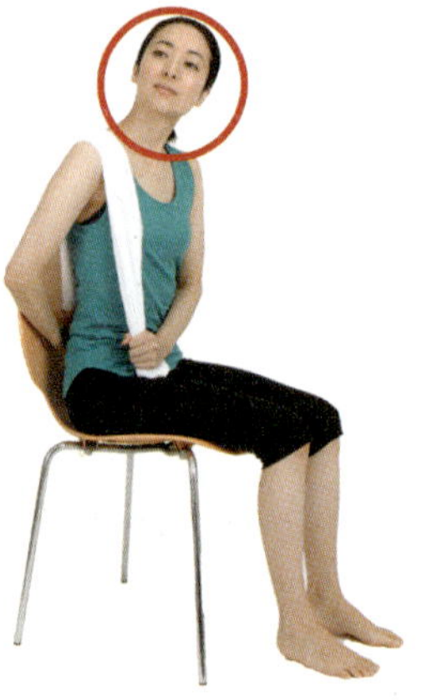

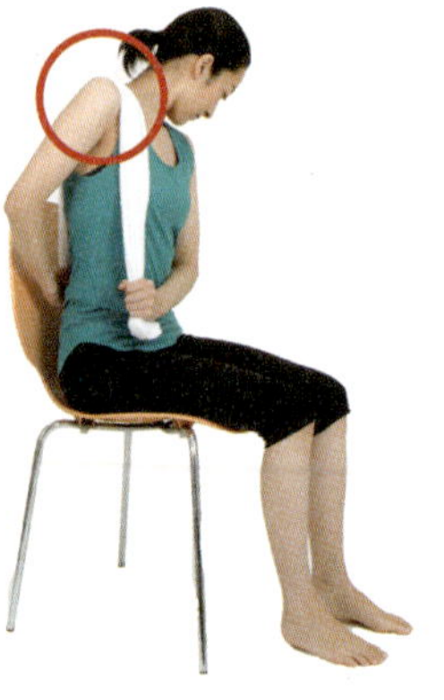

좌우를 각각 3회 반복합니다. 익숙해지면 더 오랫동안 이완시킵니다. 좌우로 하기 힘든 분은 시간을 들여 천천히 풀어주도록 합니다.

4 어깨를 회전시키는 근막 이완 60초씩

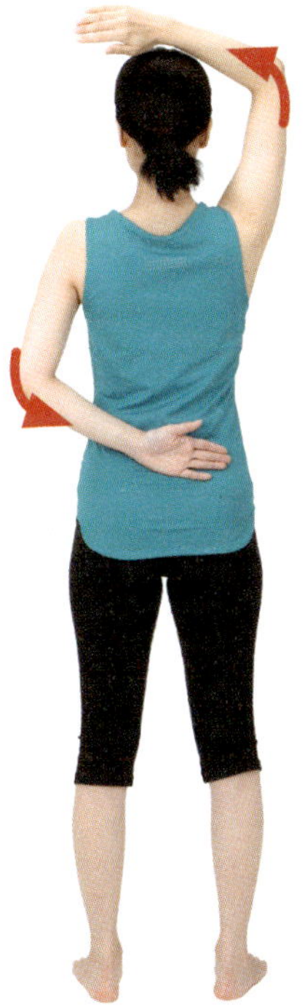

1

오른팔을 머리 위로 올리고 왼팔을 등 뒤로 돌려서 각각 팔꿈치를 90도 직각으로 굽힙니다.

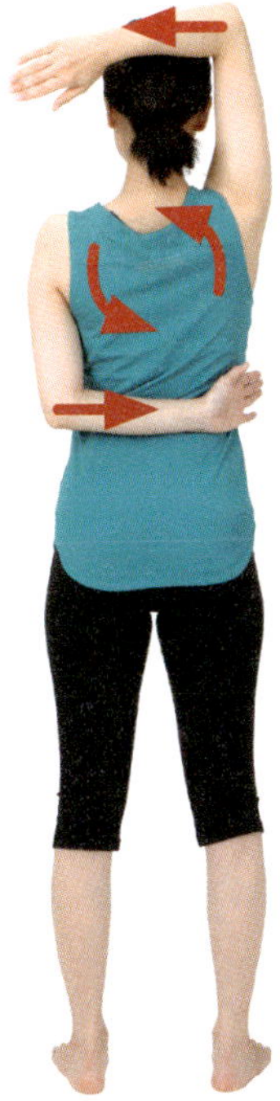

2

양쪽 어깨뼈를 뒤에서 볼 때 시계 반대 방향으로 돌리듯이 팔을 움직입니다.
팔꿈치는 굽힌 상태로 유지하여 20초 동안 이완시킵니다.

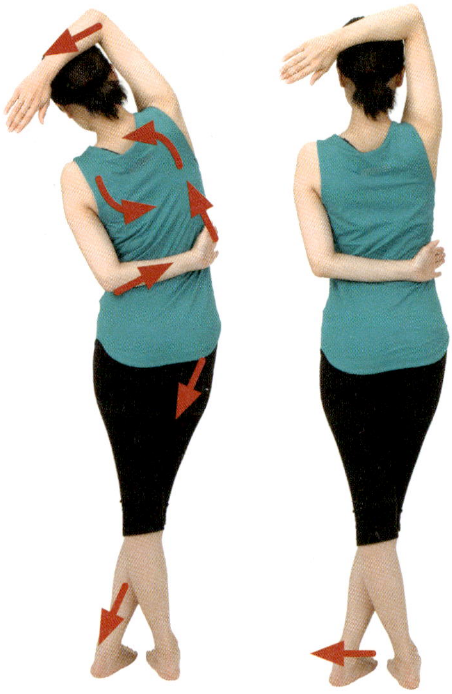

3

이 동작을 더욱 효과적으로 하고 싶은 경우에는 오른발을 왼발 앞쪽으로 교차하여 '한 팔 들고 근막 이완'을 더해 20초 동안 이완시킵니다.

목만 돌리는 것이 이상적으로, 오른쪽 팔꿈치가 앞쪽으로 나가지 않도록 주의해야 합니다.

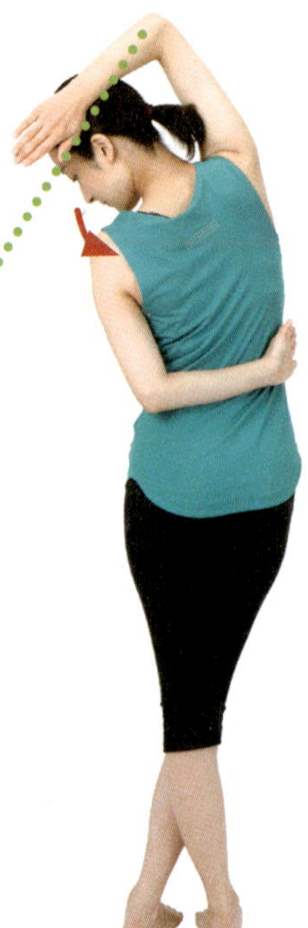

4

이 동작도 쉽게 된다면 이어서 코가 왼쪽 어깨에 닿을 듯이 목을 돌려서 20초 동안 이완시킵니다. 익숙해지면 각각의 동작을 더 오랫동안 유지합니다.

이어서 반대쪽도 이완시킵니다. 왼팔을 머리 위로 올리고, 오른팔을 등 뒤의 중간으로 돌려서 양쪽 어깨뼈를 뒤에서 볼 때 시계 반대 방향으로 돌리듯 팔을 움직이고, 추가 동작으로 왼발을 오른발 앞으로 교차시켜서 한 팔 올린 자세로 근막을 이완시키고 여기에 더하여 코를 오른쪽 어깨에 붙이듯이 합니다.

좌우로 하기 힘든 사람은 시간을 들여 풀어주도록 합니다.

어깨에는 많은 근육이 붙어 있습니다. 머리, 목, 어깨뼈, 어깨, 등뼈를 연결하는 근막을 풀어주는 것으로 어깨 주변이 효과적으로 이완됩니다. 그리고 한 팔 올린 자세로 근막을 이완하면 위로 올린 팔의 손가락부터 허리를 지나 발끝까지의 근막을 이완할 수 있게 됩니다. 몸 전체가 따뜻해져 넓은 범위로 근막이 이완됩니다.

만약, 다리를 교차하는 것이 어려운 경우는 어깨뼈를 돌리는 것만으로도 괜찮습니다. 익숙해지고 나서 다리를 교차하여도 좋습니다. 몸에 무리가 가지 않도록 주의합니다.

나쁜 자세

어깨뼈를 돌릴 때, 팔꿈치만 구부리거나, 몸이 기울어지면 안 됩니다.

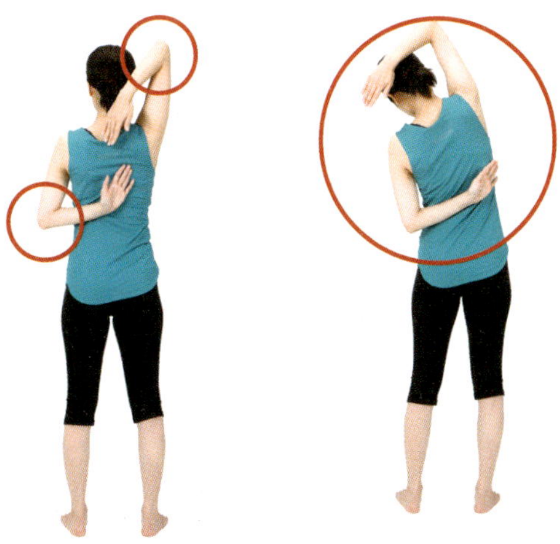

5 한쪽 팔을 펴고 코를 돌리는 자세의 근막 이완 20초 3회씩

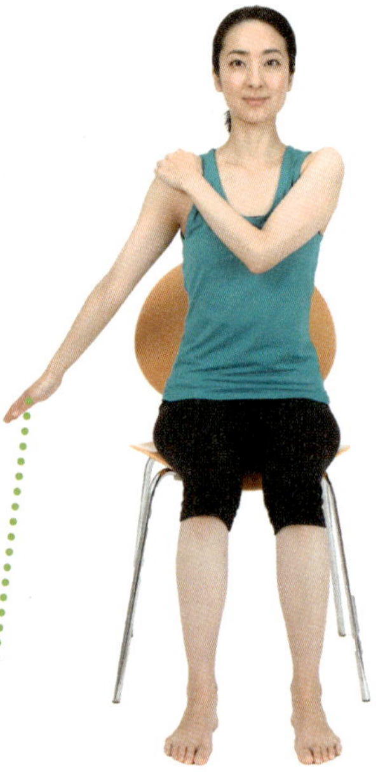

어깨부터 손끝을 비스듬히 뒤쪽 아래로 펴 바닥에 닿을 듯히 곧게 뻗습니다.

1

의자에 앉아서 한손으로 목을 기울이는 반대쪽의 어깨를 누릅니다.

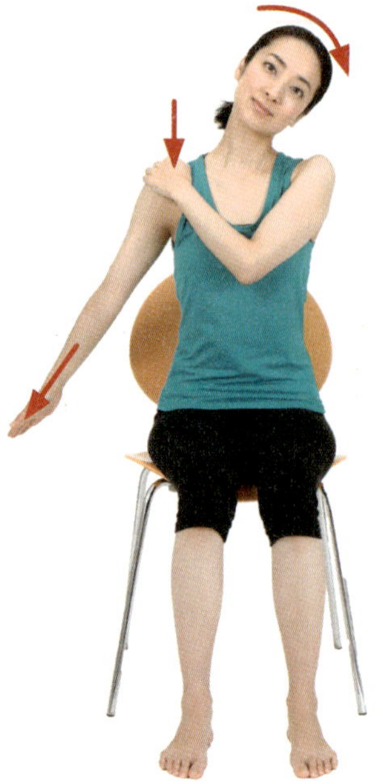

2

턱을 당긴 채로 목을 옆으로 기울여서...

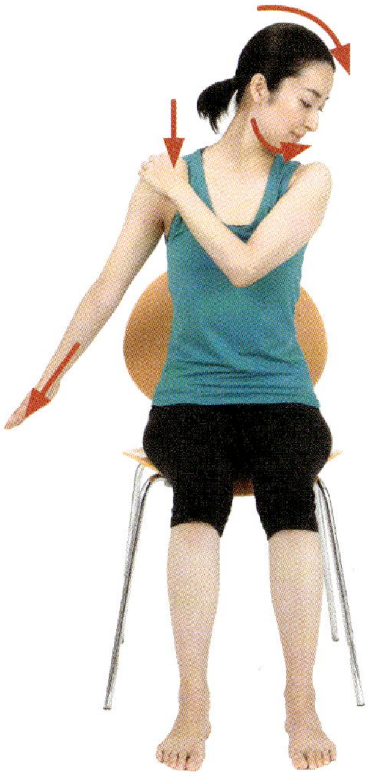

3

코가 어깨에 닿을 듯이
20초 동안
이완시킵니다.

좌우를 각각 3회 반복합니다. 익숙해지면 더 오랫동안 이완시켜줍니다. 특히 기울이기 어려운 쪽은 차분하게 시간을 가지고 진행합니다. 이 자세는 어깨가 올라간 사람, 처진 사람, 그리고 올라가지도 처지지도 않았는데 결림이 있는 세 종류의 사람 모두에게 해당되는 동작입니다.

나쁜 자세

누르고 있는 어깨가
올라가거나,
목을 기울인 쪽으로
몸이 기울어지면
안 됩니다.

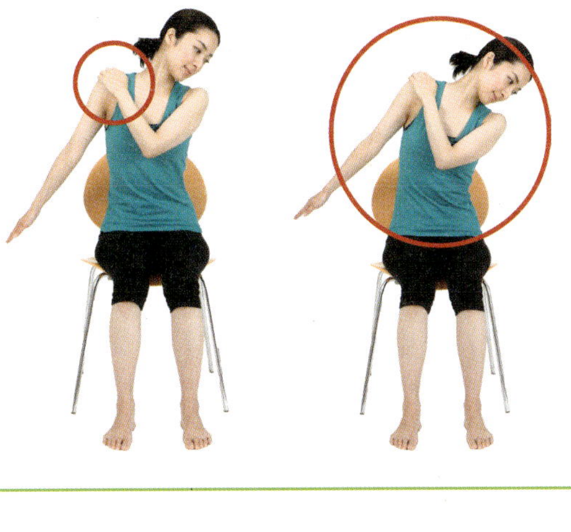

6 한쪽 팔을 펴고 귀를 돌리는 자세의 근막 이완 20초 3회씩

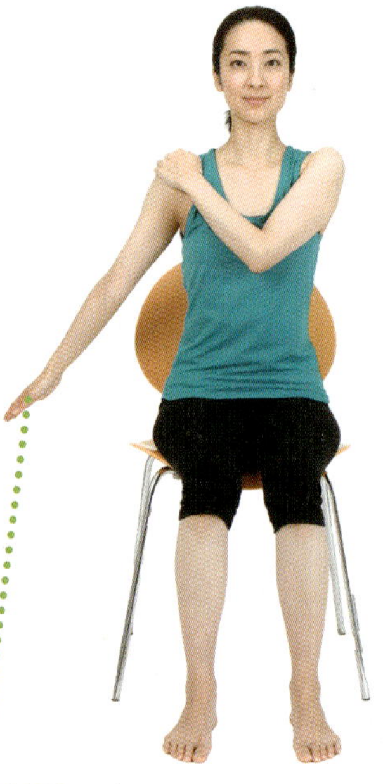

1

의자에 앉아서
한손으로
목을 기울이는
반대쪽의
어깨를 누릅니다.

어깨부터 손끝을 비스듬히 뒤쪽 아래로 펴 바닥에 닿을 듯히 곧게 뻗습니다.

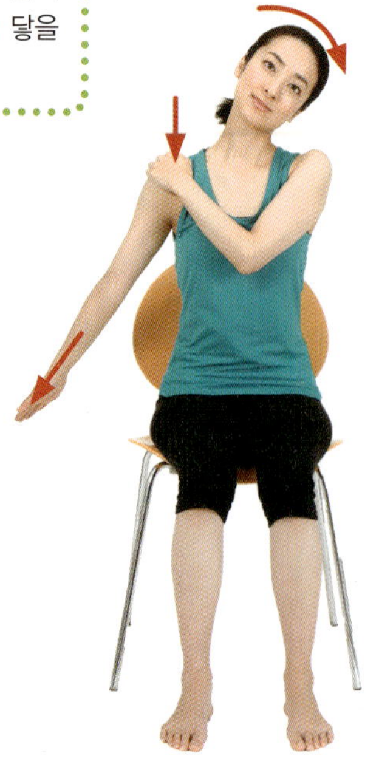

2

턱을 당긴 채로
목을 옆으로
기울여서...

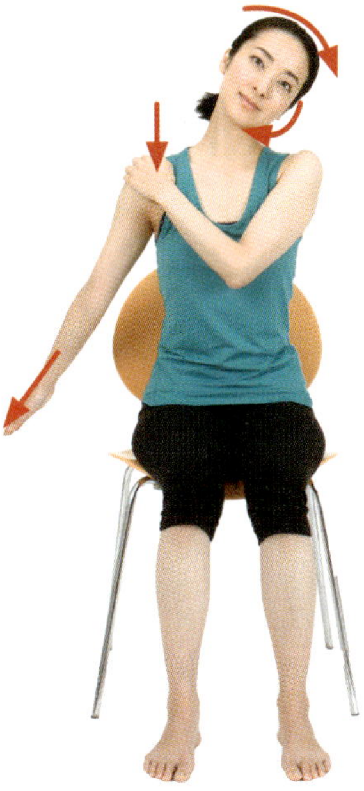

3

귀가 어깨보다도 앞으로 나오도록 20초 동안 이완시킵니다.

좌우를 각각 3회 반복합니다. 익숙해지면 더 오랫동안 이완시킵니다. 특히 기울이기 어려운 쪽에 차분하게 시간을 가지고 진행합니다. 이 동작은 어깨가 처진 사람은 역효과가 나타날 수 있으니 하지 않도록 합니다. 또한, 목이나 팔, 손이 저리게 되면 멈춥니다.

나쁜 자세

누른 어깨가 올라가거나, 목을 기울이는 쪽으로 몸이 기울거나, 턱이 올라가면 안 됩니다.

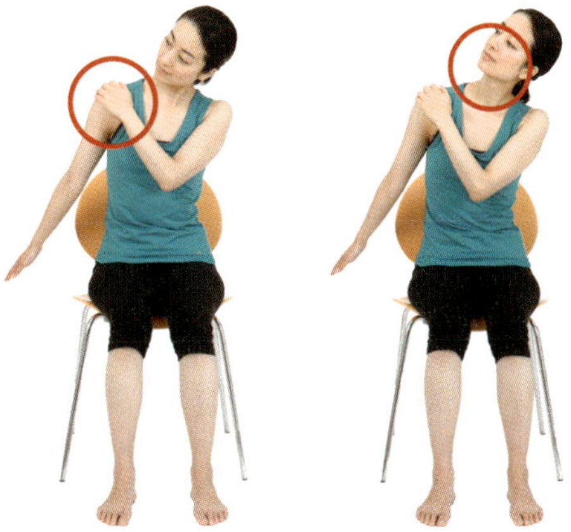

7 일어서서 목을 돌리고 다리까지 근막 이완

40초 3회씩

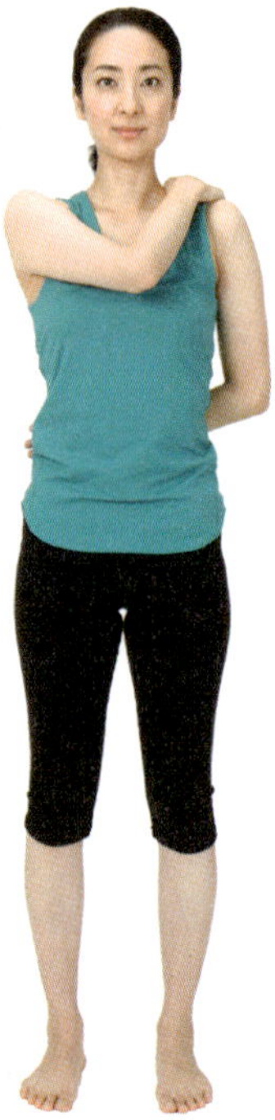

1

일어서서 한손으로
목을 기울이는 반대쪽의
어깨를 누릅니다.
눌린 어깨의 팔을 등 뒤로
돌려 팔꿈치를
90도 직각으로 굽힙니다.

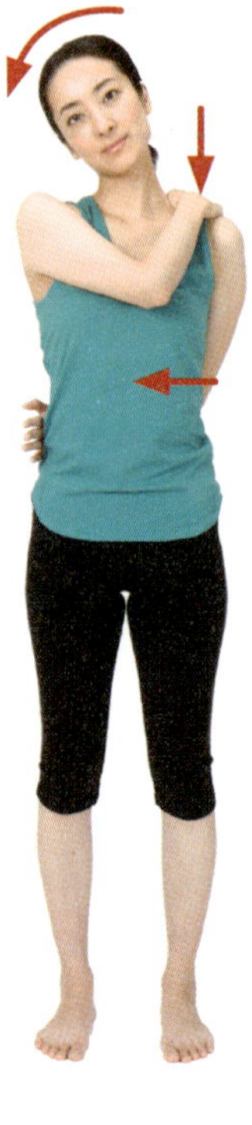

2

턱을 당긴 채로
목을 옆으로 기울입니다.

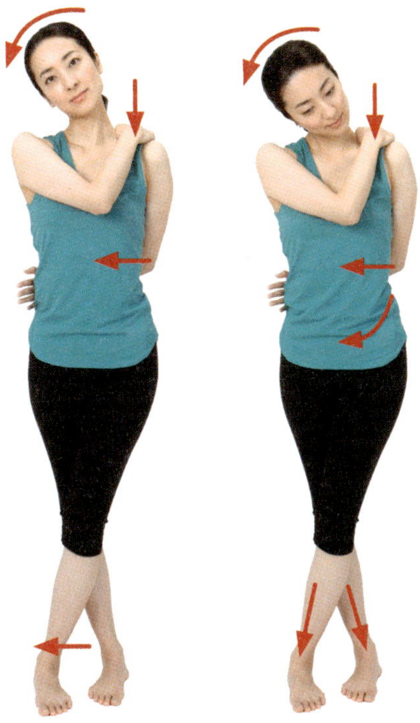

3

목을 기울이는 반대쪽의
다리를 다른 쪽 다리에
교차되도록 한 발짝
앞으로 내밉니다.
그리고 귀가 어깨보다도
앞으로 나오도록 돌려서
20초 동안 이완시킵니다.

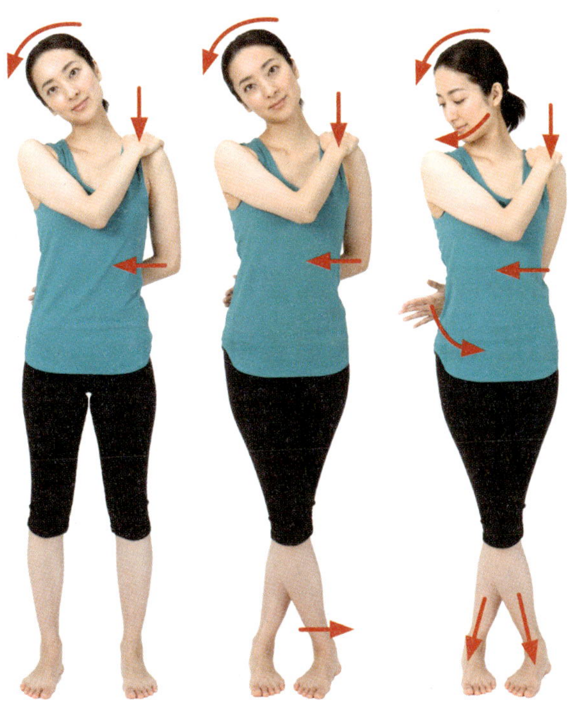

4

이어서 목을 기울이는
쪽의 다리를 다른 쪽 다리에
교차되도록 한쪽 발을 앞으로
내밉니다.
그리고 코가 어깨에 닿을 듯이
돌려서 20초 동안
이완시킵니다.

좌우를 각각 3회 반복합니다. 익숙해지면 더 오랫동안 이완시킵니다. 좌우로 동작을 하기 힘든 분은 시간을 들여서 풀어주도록 합니다.

이 동작은 목, 어깨, 골반, 발까지 넓은 범위의 근막을 이완하여 전신의 근막을 풀어주는 데 효과적입니다. 동작 중 균형을 잡는 것이 어려운 경우에는 등을 벽에 기대어 해도 됩니다.

나쁜 자세

눌린 어깨가 올라가거나, 발이 교차되지 않으면 안 됩니다.

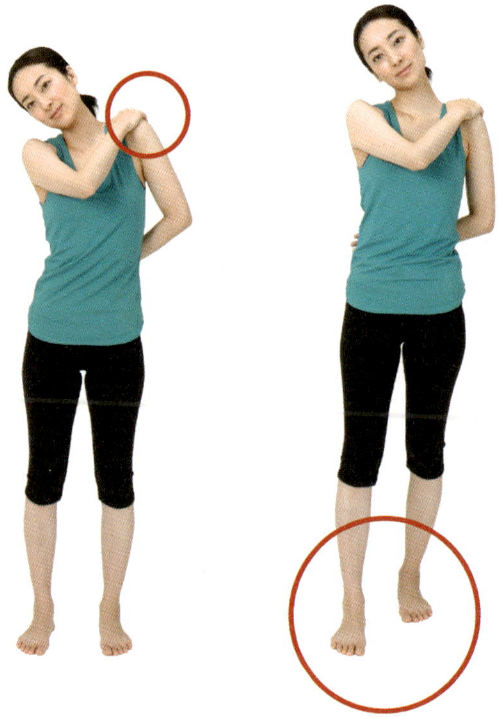

Chapter

8

얼굴 근막 이완

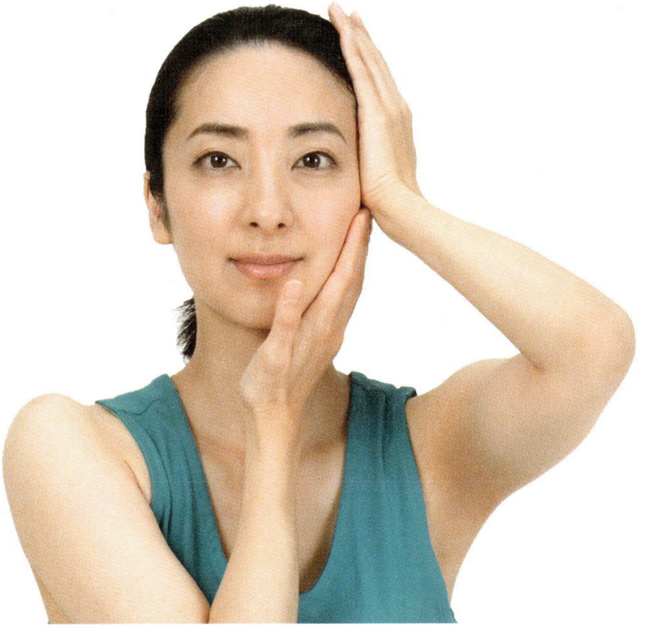

얼굴에 생기가 있고, 밝은 표정으로 대화하고 있나요? 입을 크게 벌리고 웃고 있나요? 얼굴이 20대 보다 더 처져 보이지 않나요? 왠지 피곤한 표정을 하고 있지 않나요? 미간에 주름이 생기지는 않았나요? 팔자 주름이 신경쓰이지 않나요? 실제 나이보다도 많아 보이지는 않나요? 자세도 나빠지지 않았나요?

얼굴 처짐을 만드는 '세 가지 원인'은 피부 노화, 근막의 비틀림, 나쁜 자세가 있습니다.

아기의 피부는 탄력이 좋아 주름 하나 없는데 나이를 먹음에 따라 주름이 생겨납니다. 주름은 그 사람의 인생을 나타내기 때문에 웃는 얼굴의 주름과 같은 풍부한 표정에서 생기는 주름은 그렇게 신경 쓰이지 않습니다. 그러나 피곤한 표정에서 생기는 주름이나 오만상을 찌푸리는 표정의 주름은 생기지 않도록 해야 합니다. 주름에도 개인차가 있습니다.

팔자 주름은 피부만의 문제가 아니라 근막의 사용도 크게 영향을 주고 있습니다. 근막이 바디슈트(body suit)처럼 하나로 연결되어 있기 때문에 나쁜 자세나 불균형한 몸의 습관에 의해 근막이 비틀어진 상태가 되기 쉽습니다. 나쁜 자세를 지속하면 일부 근육에만 부담이 가기 때문에 사용하지 않은 근육은 힘을 잃게 됩니다. 근육의 불균형이 근막과 피부에도 전해져 근막 위에 딱 붙어 있는 피부도 동시에 비틀어져 늘어지고, 주름이 생기고 부어오르는 여러 가지 문제가 생기는 것입니다.

특히 피부가 처지게 되는 원인이 되는 것이 굽은 등 자세입니다. 등이 둥글게 되고, 턱이 몸 앞으로 나오게 되면 얼굴에 어떤 악영향을 미치게 될까요? 얼굴 전체 피부에 아래 방향으로 당겨지는 힘이 더해져서 볼굴대(modiolus, 입꼬리 주변 근육)가 아래로 내려가 처치게 됩니다. 굽은 등 자세에서는 턱에서 목까지의 피부도 불규칙적으로 당겨져 늘어나기 때문에 턱을 당길 때 목의 주름이 선명하게 보입니다. 첫인상에서 나이가 들어 보이게 되는 것입니다. 굽은 등 자세를 자각하고 있는 사람은 앞에서 설명한 '굽은 등을 치료하는 근막 이완'도 같이 해주면 좋습니다.

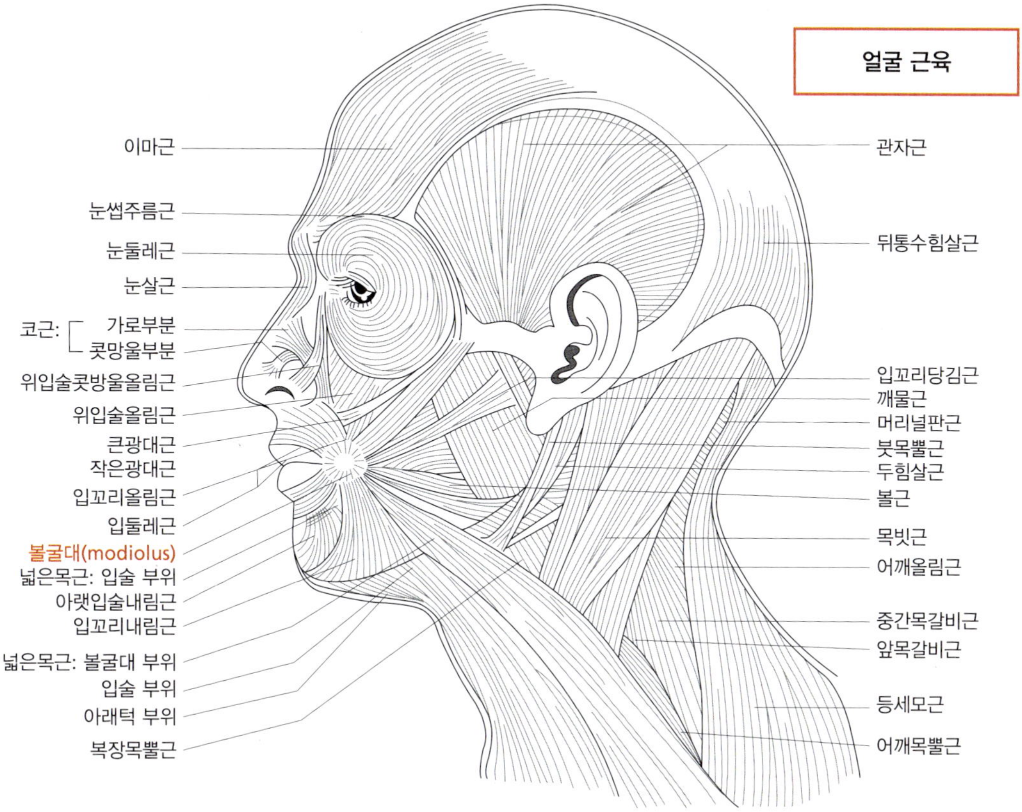

그럼, 이제 얼굴의 근막 이완 자세를 소개하겠습니다. 얼굴 근막을 이완하면 얼굴 곳곳의 혈액순환이 좋아지고, 얼굴색이 밝아져 화장도 잘 받게 됩니다. 그리고 무엇보다도 풍부한 표정이 되살아납니다.

우울해 하거나 화를 내는 마음 상태도 얼굴의 근막이나 근육에 영향을 미치는가?

얼굴 근육은 표정 근육이라고 불리는 것처럼 마음의 상태를 뚜렷하게 보여줍니다. 이마근(전두근)에 강한 힘이 들어가 있는 사람은 눈을 부릅뜨기 쉬운 경향이 있으므로 긴장이 느껴지거나, 위에서 내려다보는 인상을 주기 쉽습니다. 또한, 얼굴 전체의 근력이 떨어지면 입꼬리와 눈꺼풀이 처져서 내성적인 사람으로 비치기 쉽습니다. 눈둘레근(안륜근)이나 입둘레근(구륜근)만 사용하여 입을 다물고 있으면 말이 없고 다가가기 어려운 인상이 됩니다. 한편, 즐거워 보이고 외향적인 인상을 주는 것은 큰광대근(대관골근)이나 입꼬리당김근(소근)이 움직여서 자연스러운 미소가 넘칠 듯한 사람입니다.

마음과 몸은 밀접하게 이어져 있습니다. 특히 얼굴은 감정을 잘 드러내는 근육이므로 항상 심드렁하게 무표정으로 있으면 얼굴까지 노화되어 버립니다. 반대로 풍부한 표정으로 얼굴 근육을 균형 있게 움직이면 기분도 좋아지게 됩니다.

1 입꼬리 · 볼 · 눈꼬리의 근막 이완 60초 3회

입꼬리가 처져 있으면 우울해 보입니다. 우선, 입꼬리를 올려 생기발랄한 느낌을 높여 봅니다. 이어서, 입꼬리의 옆 팔자 주름의 연장선 위에 있는 볼굴대를 올려줍니다. 많은 사람들이 신경을 쓰는 입 주변의 팔자 주름이 옅어지게 됩니다. 마지막으로 눈 나이를 젊게 보이기 위해서는 눈꼬리의 주름, 처짐을 움직여서 젊게 만들도록 합니다.

자세를 바르게 하고 턱을 살짝 당깁니다.

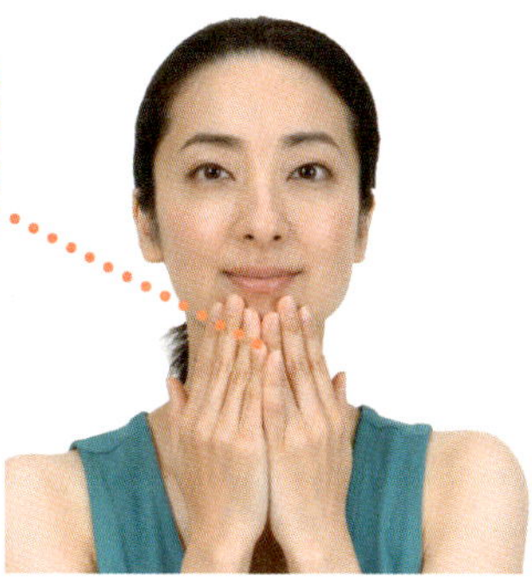

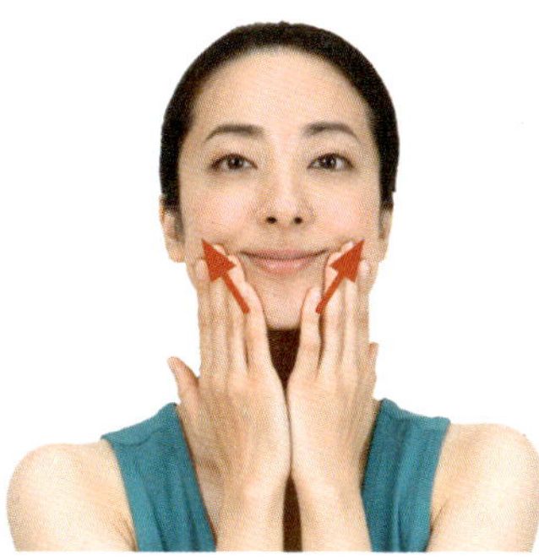

1

턱의 정중앙에 양손 세 손가락을 댑니다. 아랫입술의 아래쪽을 따라서 입꼬리의 옆에 있는 볼굴대까지 미끄러지듯이 손가락을 움직여서 볼굴대를 들어 올리고 부드럽게 펴서 20초 동안 이완시킵니다.

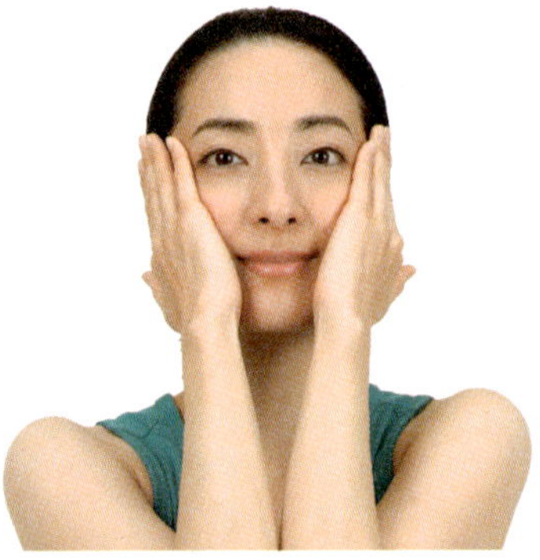

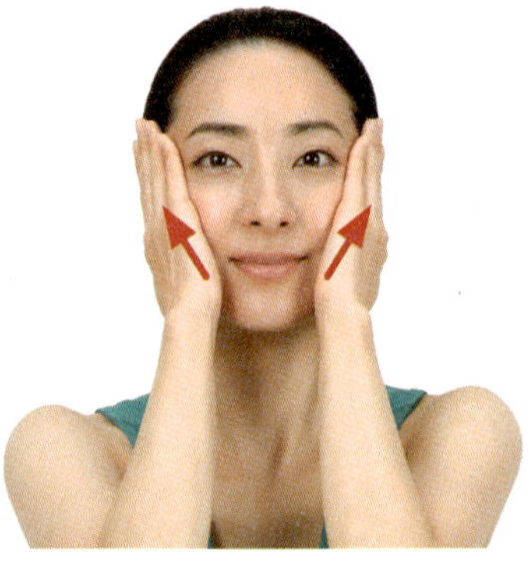

2

입꼬리 아래에 손바닥을 댑니다. 눈과 귀 사이 방향으로 좌우 동시에 비스듬하게 위로, 천천히 부드럽게 펴서 20초 동안 이완시킵니다.

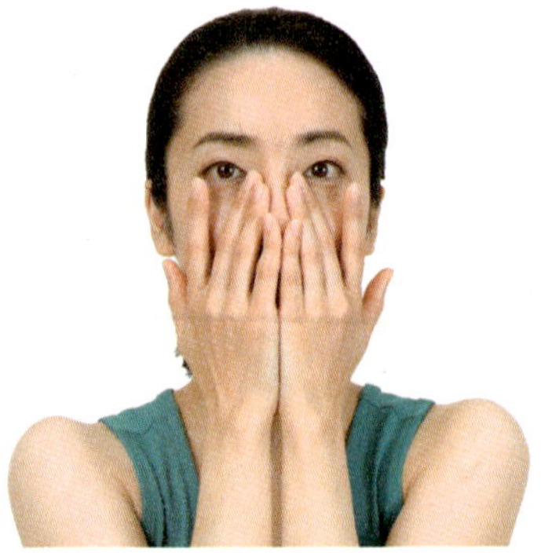

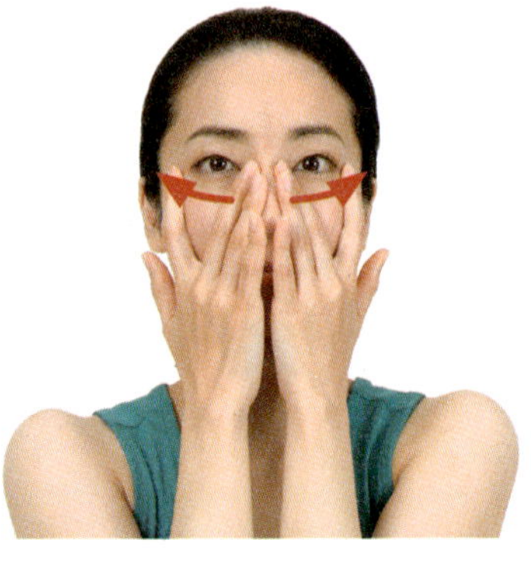

3

가운뎃손가락을 눈 안쪽 옆에 대고 집게손가락은 가운뎃손가락에 붙입니다. 가운뎃손가락은 그대로 두고 집게손가락을 눈 밑을 따라 천천히 미끄러지듯 움직여 눈꼬리를 위로 올린 채로 20초 동안 이완시킵니다.

이 동작을 3회 반복합니다. 익숙해지면 더 오랫동안 동작을 유지해줍니다. 볼굴대가 굳어서 좀처럼 올릴 수 없을 때는 미리 볼굴대를 마사지해 둡니다.

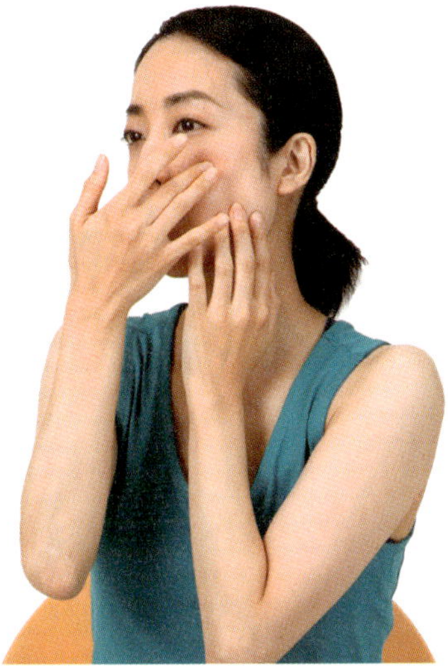

입 안쪽에서
혀끝으로 볼굴대를
밀어내도록 합니다.
이 때 바깥쪽에서는 손가락을
맞대고 그 손가락 사이로
볼굴대가 나오도록
마사지합니다.

얼굴

나쁜 자세

입꼬리보다 위쪽을 잡고 올리면 점점 볼이 처지기 때문에 안 됩니다.

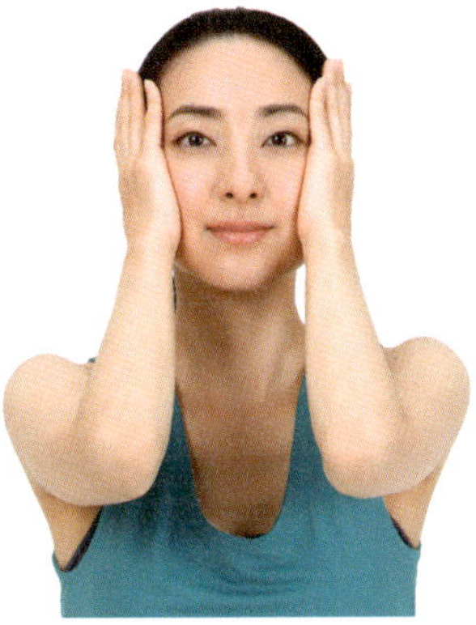

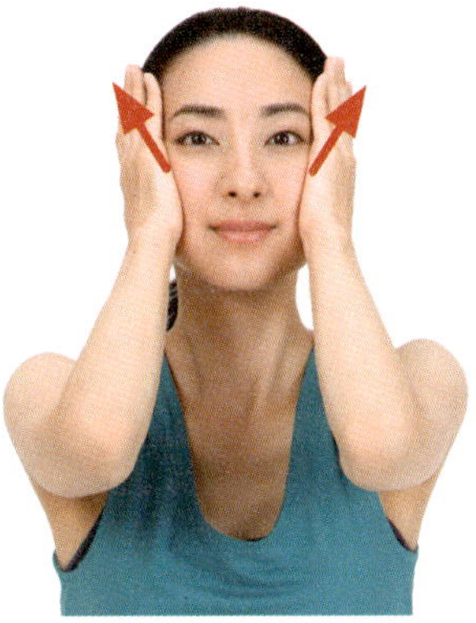

2 관자 부위와 턱의 근막 이완 60초 3회

찡그린 표정으로 딱딱해진 관자놀이와 귀 위의 결림을 풀어서 젊어지게 합니다. 그리고, 이를 악물거나 이를 갈거나, 손으로 턱을 괴고 있는 사람의 표정을 부드럽게 해줍니다.

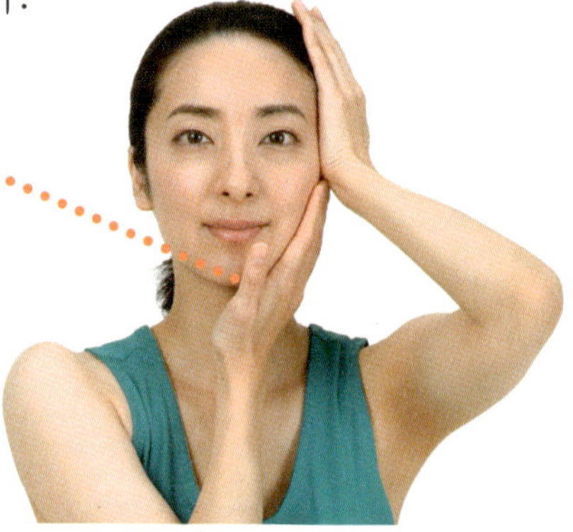

자세를 바르게 하고 턱을 살짝 당깁니다.

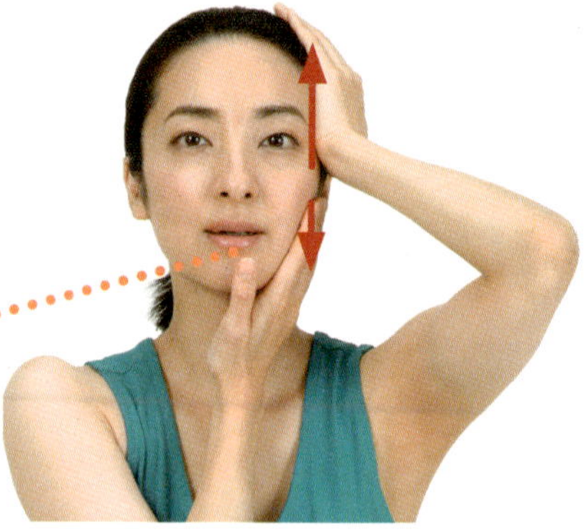

입 주변은 힘을 빼고, 입은 약간 벌립니다.

1

왼쪽 귀 앞(턱관절)을 경계로 오른쪽 손바닥을 얼굴 옆에 딱 붙입니다. 왼쪽 손바닥은 귀 앞부터 위로 걸쳐둡니다. 손바닥 전체를 머리 옆면에 딱 붙인 상태에서 왼쪽 귀 앞을 경계로 왼손을 천천히 위쪽 방향으로 미끄러뜨립니다.
왼쪽 손바닥 전체가 귀 위까지 왔을 때의 상태로 20초 동안 이완시킵니다.

반대쪽도 20초 동안 이완시킵니다. 좌우로 늘이기 힘든 방향은 시간을 들여서 풀어줍니다.

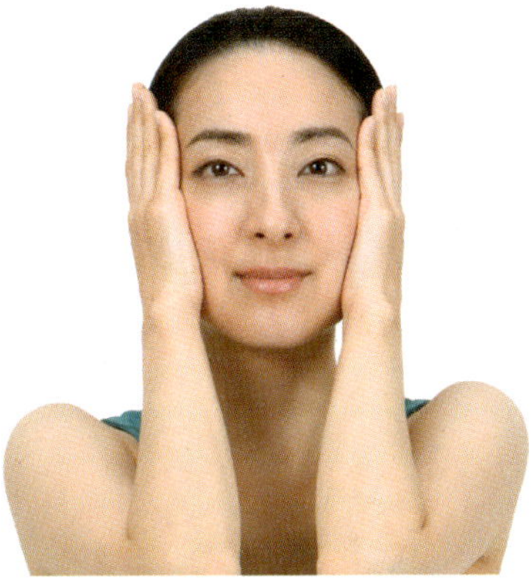

2

다음으로 양쪽 손으로 턱의 옆부분을 감쌉니다. 입은 힘을 빼고 양쪽 손으로 천천히 턱을 아래로 당기면서 부드럽게 늘여 20초 동안 이완시킵니다.

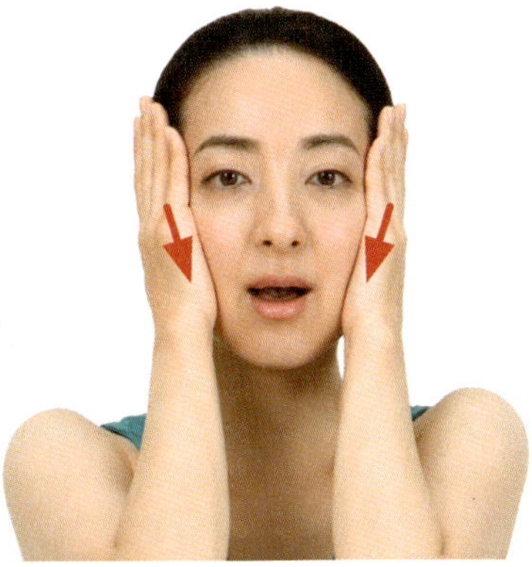

이 동작을 3회 반복합니다. 익숙해지면 더 오랫동안 이완시킵니다.

얼굴

나쁜 자세

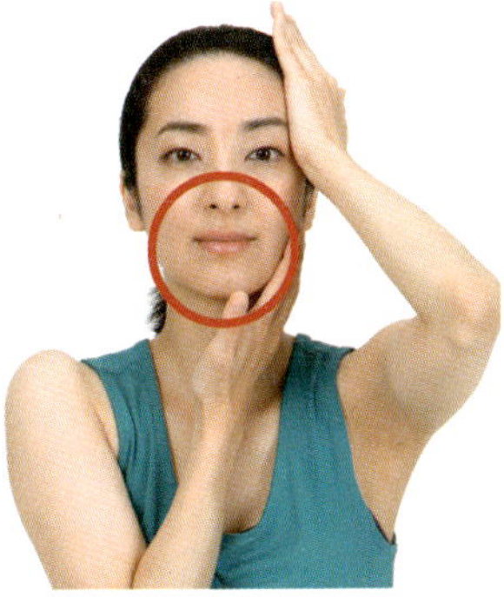

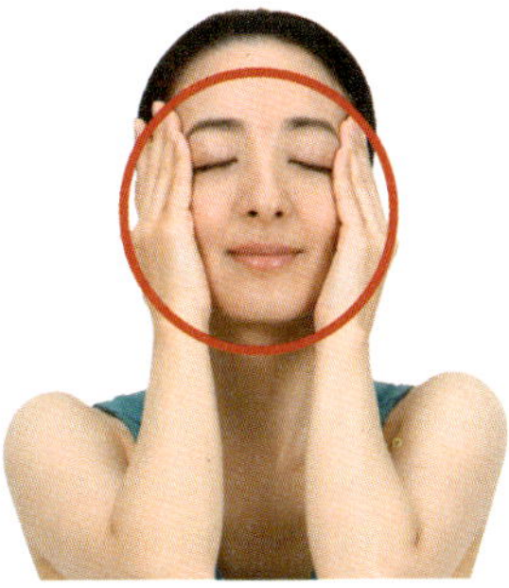

입을 꾹 다문 채로 동작을 하거나, 턱 옆쪽이 아니라 눈꼬리를 내리면 안 됩니다.

3 머리 부분의 근막 이완 30초 3회

이마 부위부터 뒤통수 부위의 결림을 풀어서 얼굴 처짐을 막습니다. 눈을 크게 뜨지 않는 사람에게도 효과적입니다.

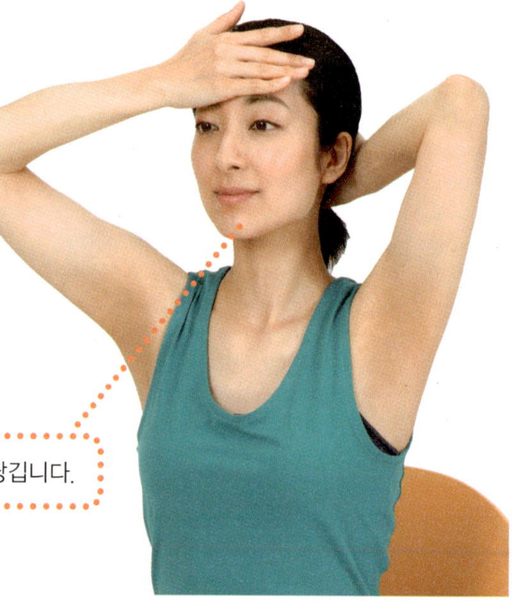

자세를 바르게 하고, 턱을 약간 당깁니다.

1

한쪽 손바닥을 이마에 딱 붙입니다. 다른 쪽 손바닥은 뒤통수에 댑니다.

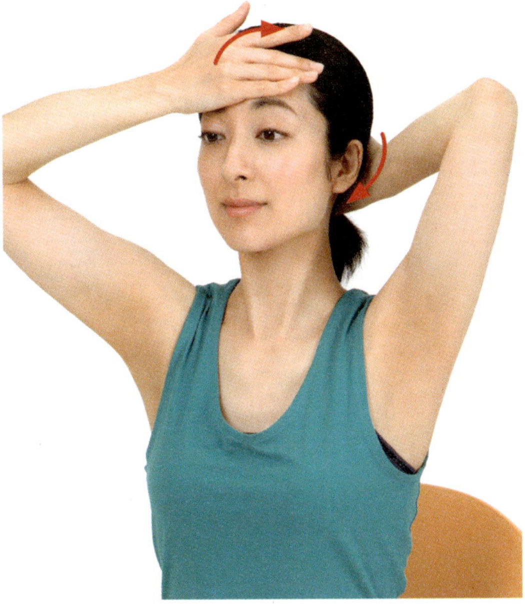

2

이마에 댄 손바닥으로
이마의 근육인 이마근(전두근)을
위로 올려 눈도 크게
뜨고, 동시에 뒤통수에 댄
손으로 뒤통수근(후두근)을
아래로 당겨줍니다.
가발을 움직이는 느낌으로
부드럽게 늘여
30초 동안 이완시킵니다.

이 동작을 3회 반복합니다. 익숙해지면 더 오랫동안 이완시킵니다.

나쁜 자세

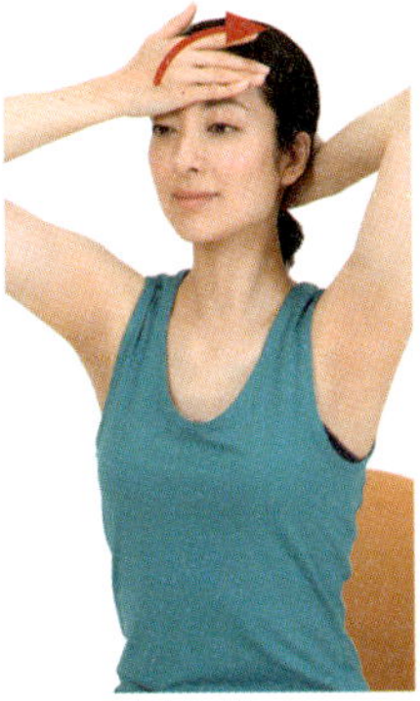

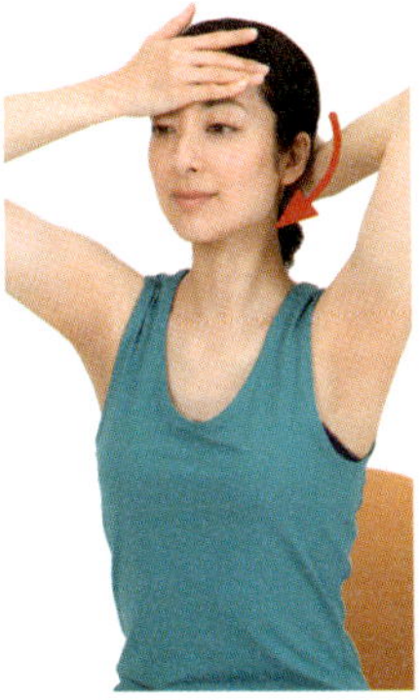

이마 쪽에 있는 손만 움직이거나 반대로 뒤통수 쪽의 손만 움직이면 안 됩니다.

4 표정근육의 이완 50초 3회

올바른 자세를 하여 얼굴의 처짐을 없애줍니다. 마무리를 위한 근막 이완입니다. 앞의 동작(1~3)이 잘 된다면, 이 표정근육 이완 동작만으로도 충분해집니다. 데콜테(목·가슴·쇄골 라인)를 예쁘게 만들고, 입 주변을 끌어 올리고, 눈을 크게 뜨게 만들어서 풍부한 표정을 만들게 합니다. 나이보다 젊어지게 만들고, 밝은 표정으로 바뀌게 됩니다.

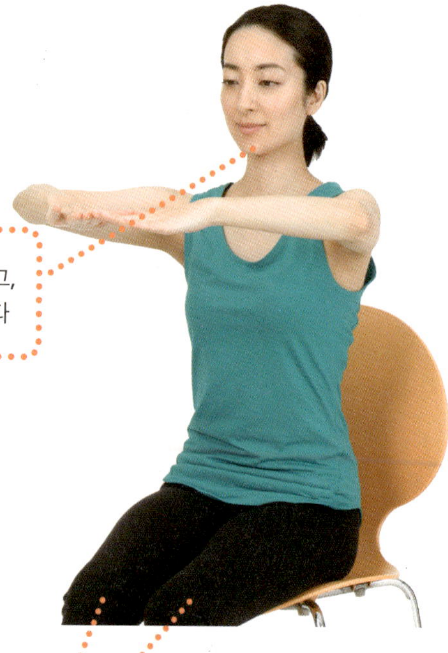
자세를 바르게 하고,
턱을 약간 당깁니다
무릎은 엉덩관절(고관절)보다도 높게 하여
앉습니다.

1

팔을 어깨 높이로 올려서
좌우의 집게손가락
끝이 붙도록
마름모 모양을
만듭니다.

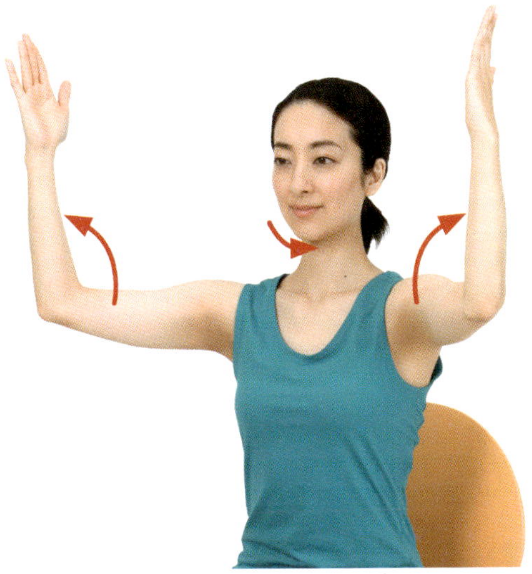

2

턱을 목 안쪽으로 끌어당기고,
팔꿈치를 받침점으로 하여,
손바닥이 앞쪽을
향하도록 어깨뼈를 일으켜
10초 동안 이완시킵니다.

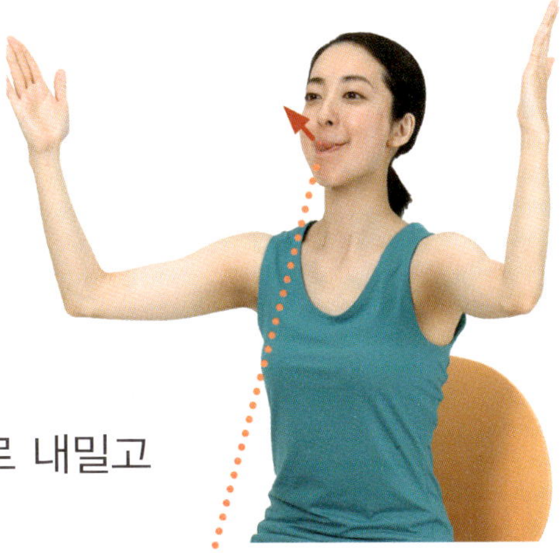

3

다음은 턱은 당긴 채로
혀를 비스듬하게 위쪽으로 내밀고
10초 동안 이완시킵니다.

턱을 함께 들어올려 혀를 내미는 동작은 이중턱을 유발하기 때문에 하면 안 됩니다.

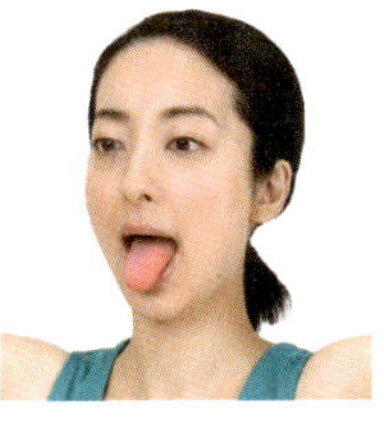

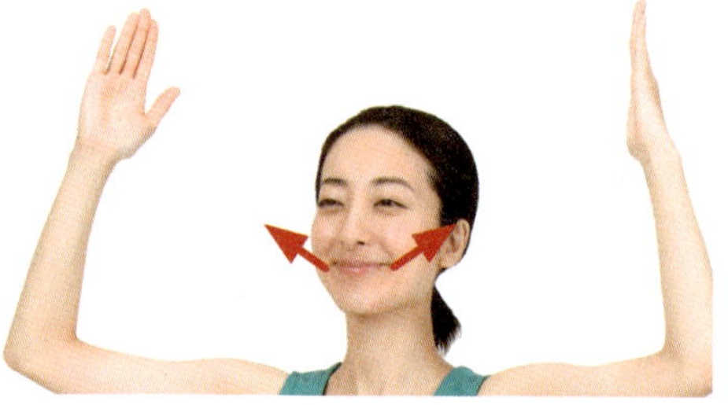

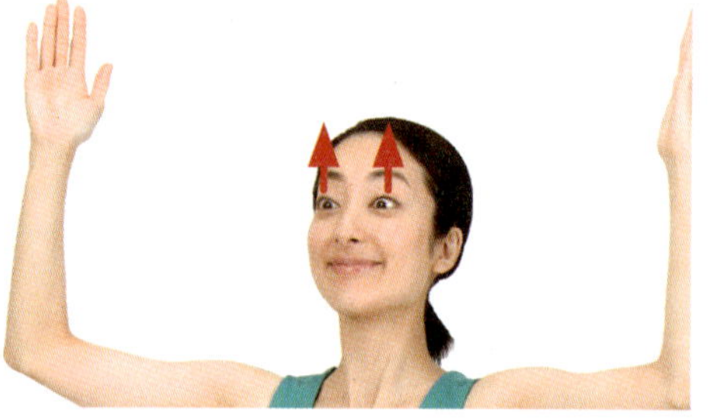

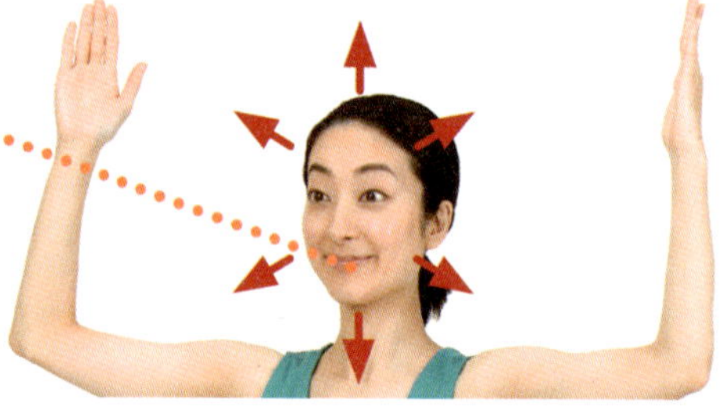

그리고 입도
크게 벌려주
도록 합니다.

4

좌우의 입꼬리를 귀쪽 방향으로 끌어올려 최대한 웃는 얼굴을 만들어 10초 동안 이완시킵니다.

다음으로 이 웃는 얼굴에서 눈을 크게 뜨고 10초 동안 이완시킵니다.

마지막으로, 얼굴 전체가 상하·좌우로 크게 벌어지도록 펴 10초 동안 이완시킵니다.

이 동작을 3회 반복합니다. 익숙해지면 더 오랫동안 이완시킵니다.

나쁜 자세

허리가 뒤로 젖혀지거나 턱이 위로 올라가면 안 됩니다.

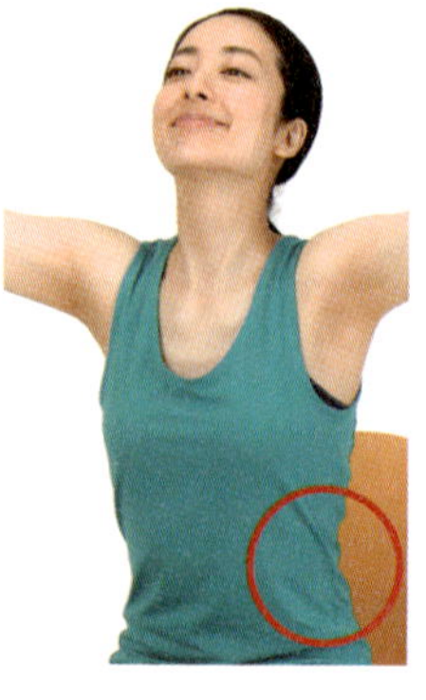

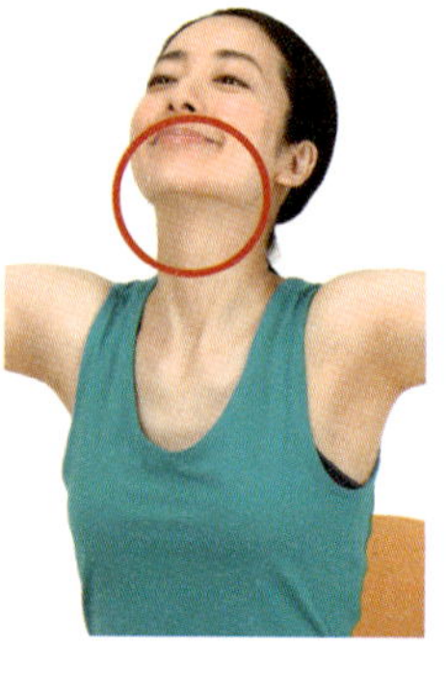

Chapter

9

골반을 이상적인 기울기로 되돌리는 근막 이완

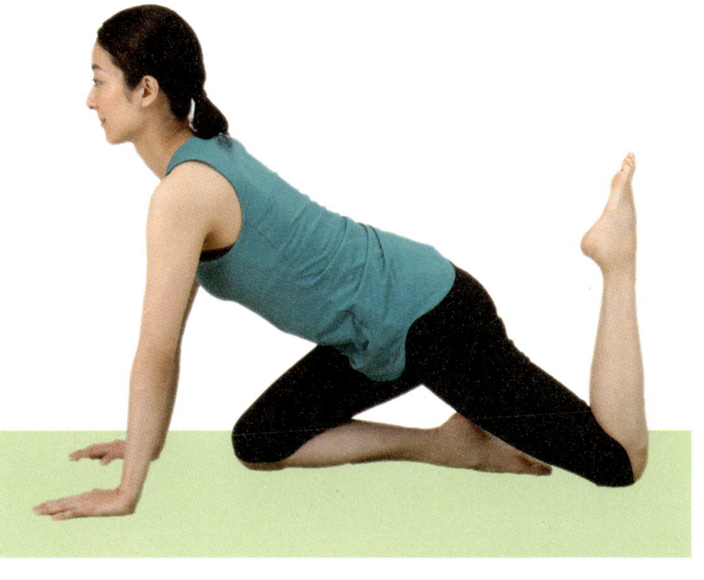

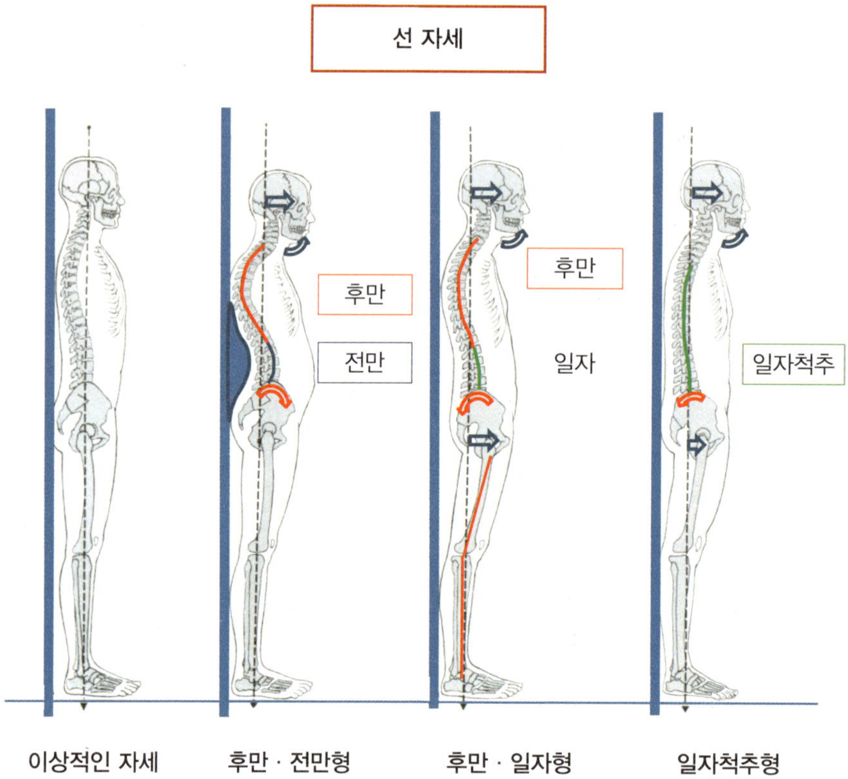

선 자세를 옆에서 보면 이상적인 자세에서 벗어난 세 가지 종류의 비정상적인 자세를 볼 수 있습니다.

후만 · 전만형(골반이 앞으로 기울어져 허리가 휘고, 등이 굽은 형태)
후만 · 일자형(골반이 뒤로 기울어져 고관절이 앞으로 나오고, 무릎이 뒤로 가서 등이 길게 굽은 형태)
일자척추형(골반이 약간 뒤로 기울어져 고관절이 약간 앞으로 나오고, 골반의 세로 길이가 길어 바지가 내려가며 등이 길게 굽은 형태)

이 세 가지 자세는 공통적으로 머리가 몸의 바로 위에 위치하지 않고 앞으로 나와 있으며, 턱은 위로 들려 있습니다.

이러한 자세를 지속하면, 어깨 결림, 목 결림, 허리통증 등을 일으킵니다. 후만·전만형에서는 X자 다리, 장경인대염, 평발, 무지외반증 등도 유발합니다. 후만·일자형이나 일자척추형은 O자 다리나 발의 내반염좌 등을 일으킵니다.

이러한 장애를 예방하거나 치료하기 위해서도 골반 주변의 근막을 이완하는 것이 중요합니다. 세 가지 자세 모두 등이 굽어있는 것이 공통된 사항이므로 앞의 '굽은 등을 치료하는 근막 이완'도 함께 합니다.
또한, '돌아보는 자세의 근막 이완'도 효과적입니다.

후만·전만형은 손과 발을 내민 쪽이 어렵고, 후만·일자형과 일자척추형은 손을 위로 하고 다리를 뒤로 당기는 것이 더 어렵다고 느껴집니다. 좌우 모두 어느 정도 가능해질 때까지 지속하는 것이 중요합니다.

그러면 이제, 골반 주변의 근막 이완을 소개하도록 하겠습니다.

1 허리를 펴는 자세로 근막 이완 60초 3회

이 동작은 후만·전만형 자세에서 허리가 굽은 것을 치료하는 데 효과적입니다.

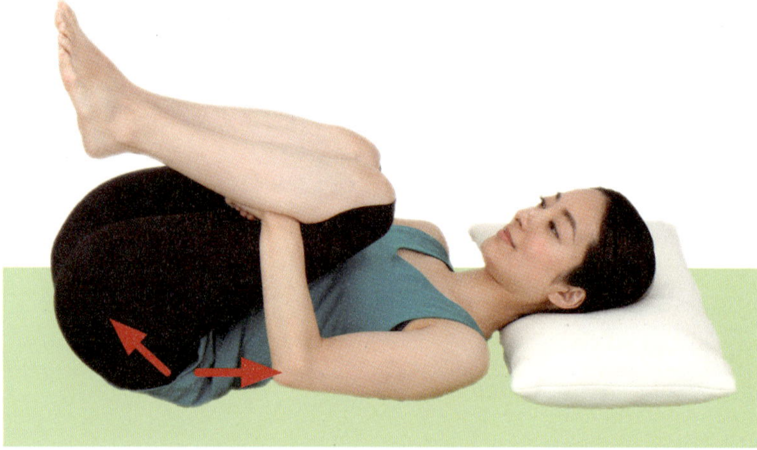

1

양쪽 무릎 뒤에서 양손을 잡습니다.
그리고, 가슴 쪽으로 양쪽 무릎을
당기도록 합니다. 엉덩이가 뜰 때까지
당긴 자세로 허리를 20초 동안
이완시킵니다.

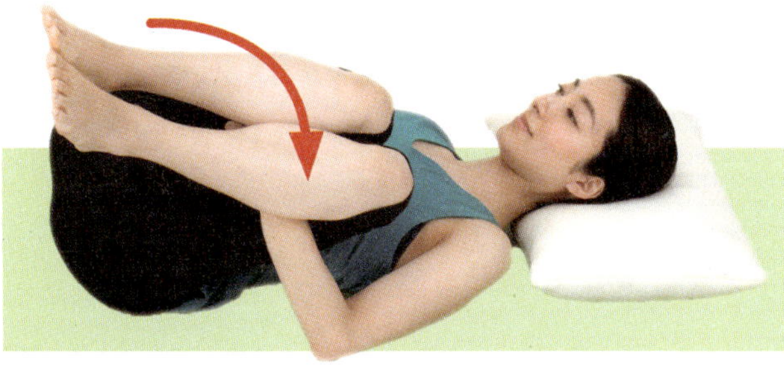

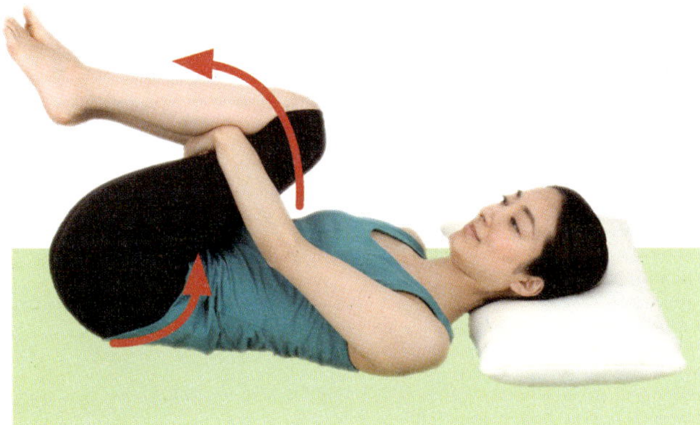

나쁜 자세

무릎이 펴지거나, 양쪽 무릎을 기울일 때 어깨가 따라가면 안 됩니다.

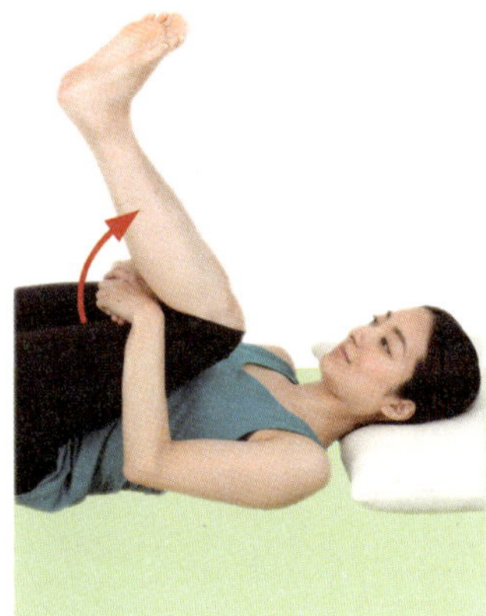

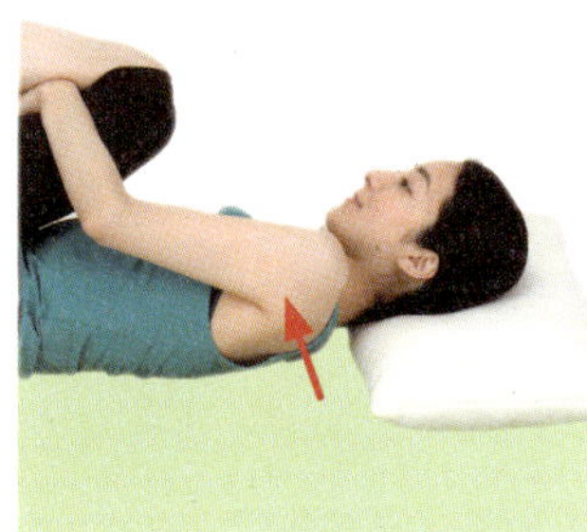

2

계속해서 양쪽 무릎을 왼쪽으로 기울여서 골반과 허리를 기울인 방향으로 돌려서 20초 동안 이완시킵니다.
그 다음 양쪽 무릎을 오른쪽으로 기울여서 골반과 허리를 기울인 방향으로 20초 동안 이완시킵니다.

2 허리부터 고관절까지의 근막 이완 60초 3회씩

이 동작은 후만·전만형 자세에서 허리가 굽은 것을 치료하고, 허리에서부터 고관절까지 붙는 근육(엉덩허리근)을 부드럽게 하는 데 효과적입니다.

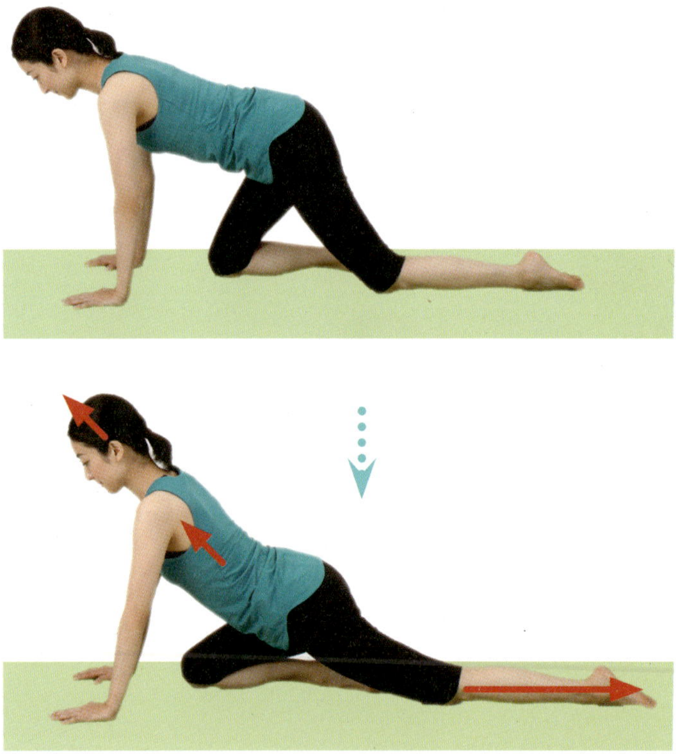

1

양손과 오른쪽 무릎을 앞쪽에 붙입니다.
턱을 살짝 당긴 채로 몸과 머리는
비스듬히 앞으로 뻗는 것처럼 하고,
왼발을 뒤로 미끄러지듯 부드럽게 펴면서
30초 동안 이완시킵니다.

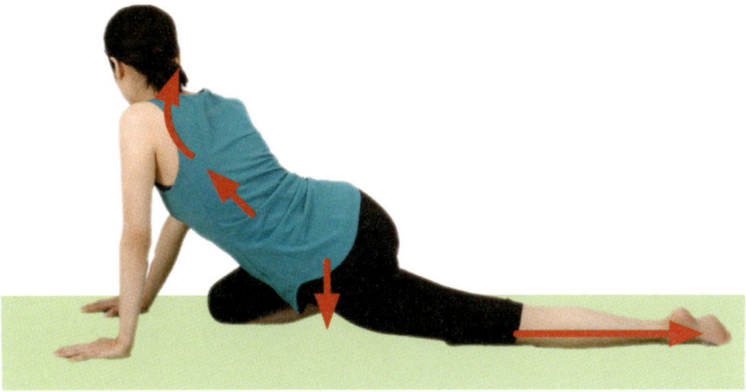

2

이어서 왼쪽 골반을 바닥으로 밀면서
30초 동안 이완시킵니다.
계속해서 반대쪽도 이완시킵니다.

좌우를 각각 3회 반복합니다. 익숙해지면 더 오랜 시간 이완시킵니다.
좌우로 늘이기 힘든 쪽에 시간을 들여서 풀어줍니다.

나쁜 자세

턱이 올라가거나, 허리가 휘면 안 됩니다.

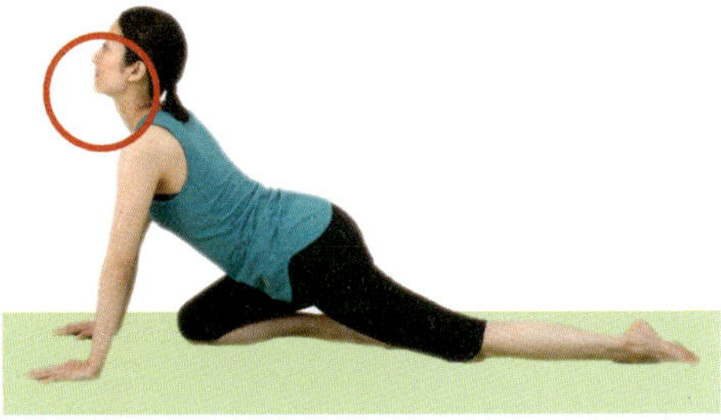

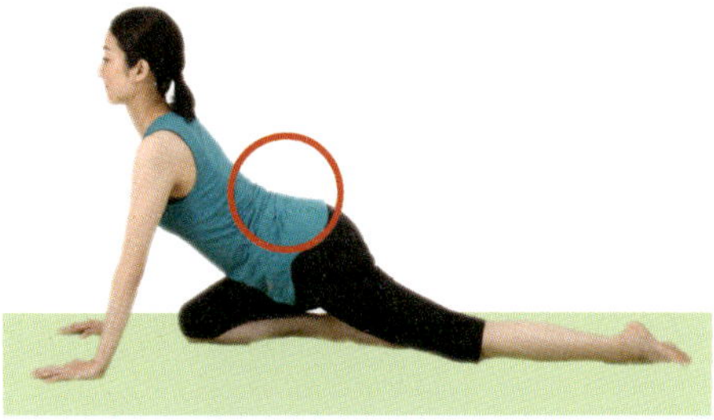

3 허리부터 고관절까지 무릎을 굽혀서 근막 이완 60초 3회씩

동작 ③~⑤과정은 '허리부터 고관절까지의 근막 이완'의 응용 편입니다. 이 동작 ③은 후만·전만형에서 허리 변형을 치료하고 엉덩허리근(장요근)뿐만 아니라 넓적다리(대퇴)의 앞쪽 넙다리곧은근도 이완시켜 주기 때문에 더욱 효과적입니다.

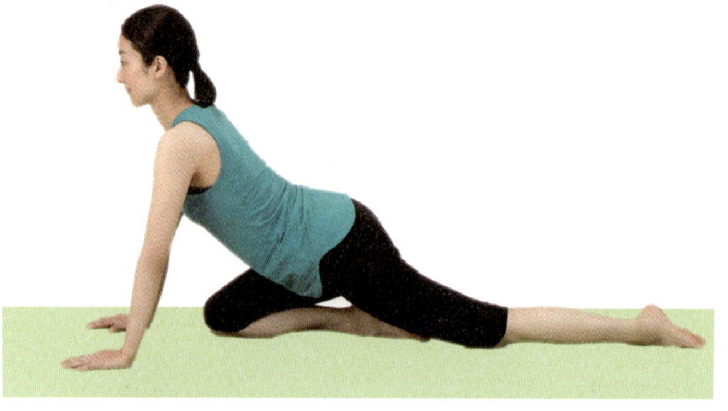

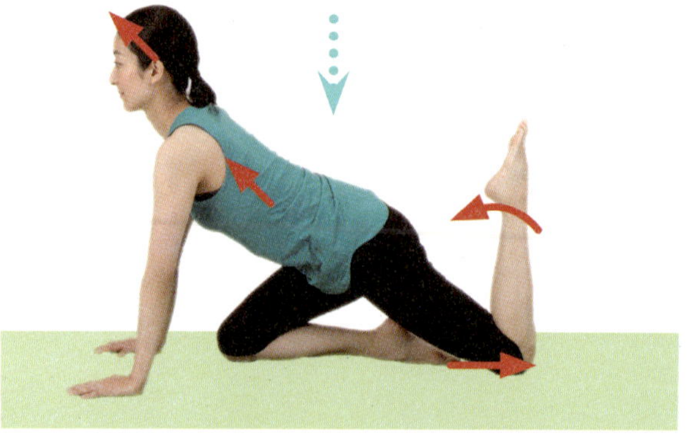

1

손과 오른쪽 무릎을 앞쪽으로 붙입니다. 턱을 살짝
당긴 채로 몸과 머리는 비스듬히 앞으로 뻗고,
왼발을 뒤로 미끄러지듯
부드럽게 뻗으면서 무릎을 굽히고
30초 동안 이완시킵니다.

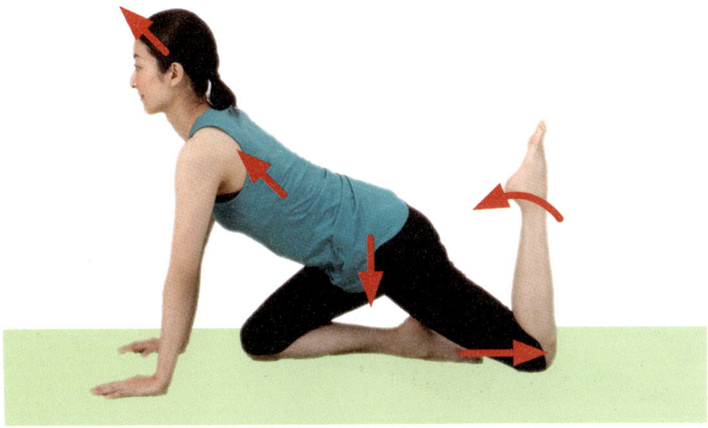

2

동작 1이 쉽게
되게 되면,
왼쪽 골반을 바닥
쪽으로 누르면서
30초 동안
이완시킵니다.
이어서 반대쪽도
이완시킵니다.

좌우를 각각 3회 반복합니다. 익숙해지면 더 오랜 시간 이완시킵니다.
좌우로 늘이기 힘든 쪽을 천천히 시간을 들여서 풀어주도록 합니다.

나쁜 자세

턱이 들리거나 허리가 휘면 안 됩니다.

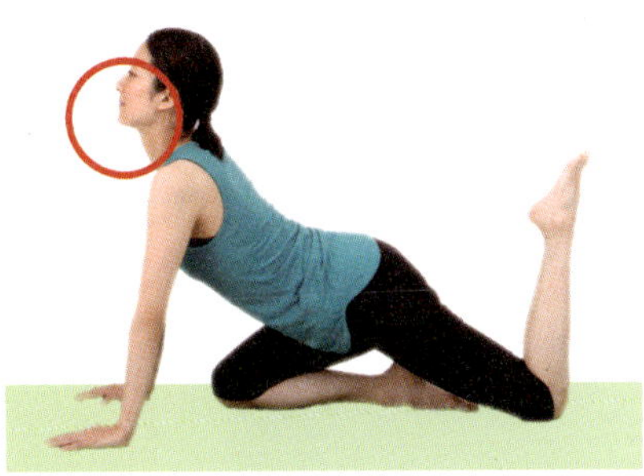

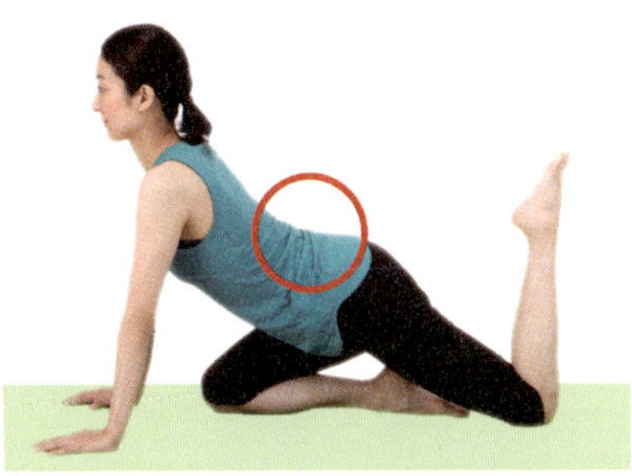

4 무릎을 아래로 굽혀서 허리부터 고관절까지 근막 이완 40초 3회씩

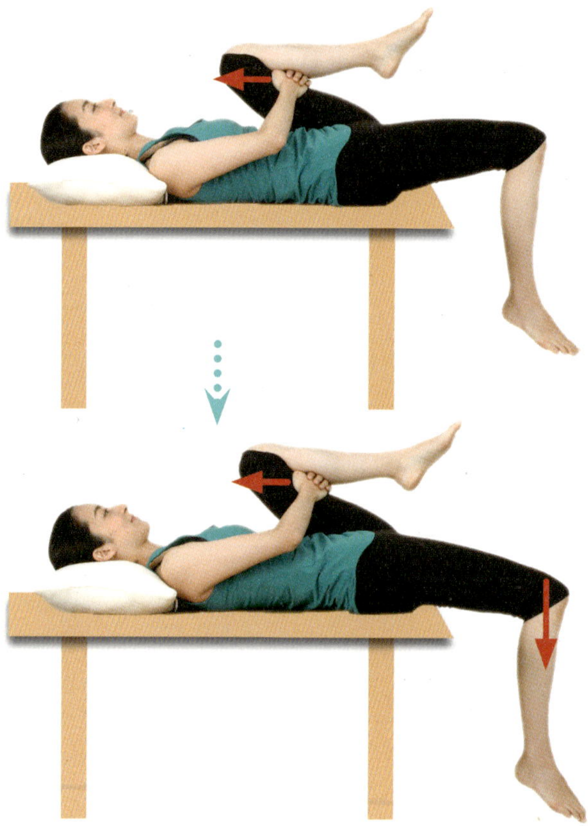

1

침대나 테이블 위에 하늘을 보고 누워서,
늘이고 싶은 쪽 허벅지의 절반 아래를
침대 밖으로 내립니다.
반대쪽 무릎 뒤를 안고 가슴에
가깝도록 움직입니다.
그대로 무릎을 바닥 방향으로 천천히
내리면서 20초 동안 이완시킵니다.

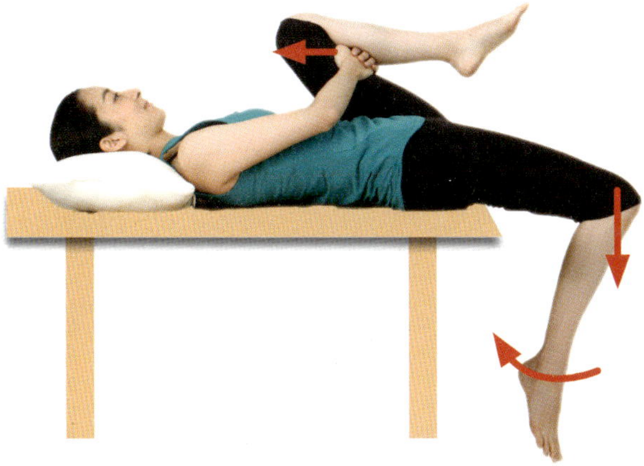

2

이어서 무릎을
굽히면서
20초 동안
이완시킵니다.

좌우를 각각 3회 반복합니다. 익숙해지면 더 오랫동안 이완시킵니다.
좌우로 동작을 하기 힘들면 시간을 들여 천천히 풀어주도록 합니다.

나쁜 자세

턱이 올라가거나, 반대쪽 무릎을 굽힐 때 무릎이 따라 올라가면 안 됩니다.

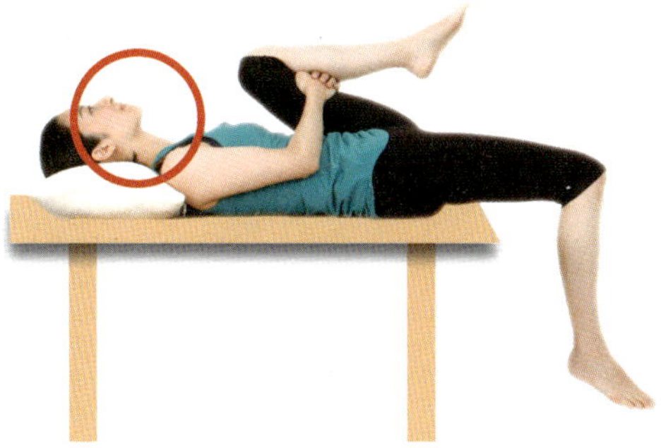

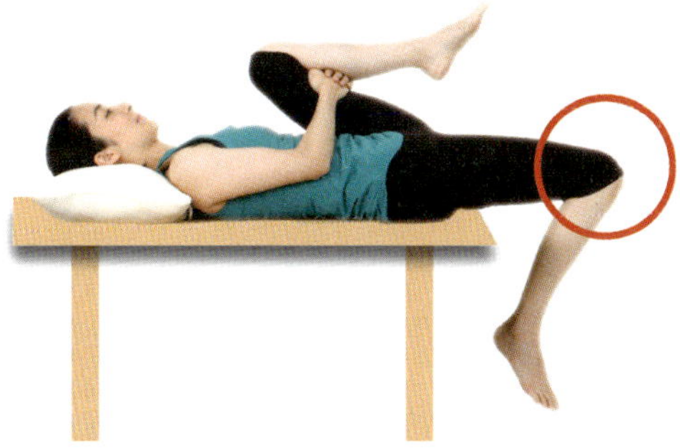

5 한쪽 무릎을 세워서 허리부터 고관절까지 근막 이완 40초 3회씩

의자의 앉는 부분이나 테이블을 사용하는 방법도 있습니다. 이 동작은 엉덩허리근(장요근)뿐만 아니라, 몸쪽 앞면의 넙다리곧은근(대퇴직근)도 이완되므로 효과적입니다.

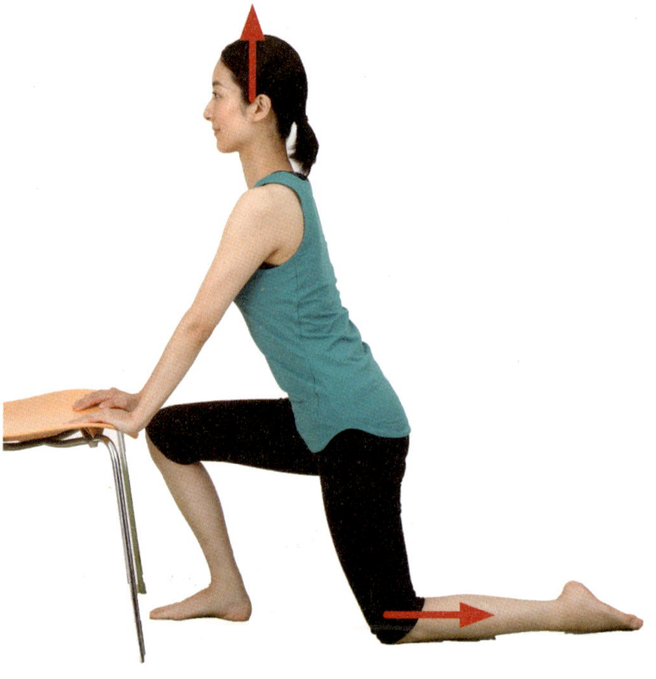

1

양손을 의자의 앉는 부분이나 테이블에 올려놓습니다.
오른쪽 무릎을 굽혀서 오른발을 앞으로 내밀어줍니다.
왼쪽 무릎은 뒤로 굽힙니다. 턱을 살짝 당기고,
몸과 머리는 비스듬히 앞쪽 방향으로 펴줍니다.
왼쪽 무릎은 뒤로 강하게 당겨서 30초 동안
이완시킵니다.

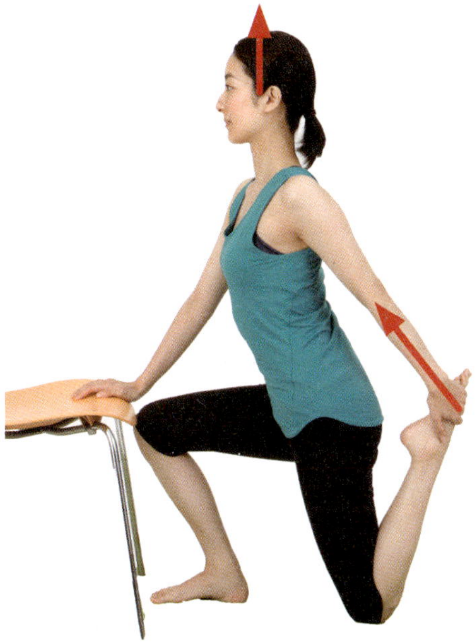

2

다음으로 왼쪽 발목을 왼손으로 잡고, 무릎을 구부리며 30초 동안 이완시킵니다.
이어서 반대쪽도 이완시킵니다.

좌우를 각각 3회 반복합니다. 익숙해지면 더 오랜 시간 이완시킵니다.
좌우로 동작을 하기 힘들면 시간을 들여 천천히 풀어주도록 합니다.

나쁜 자세

허리가 휘거나, 무릎을 굽힐 때 고관절도 함께 돌아가면 안 됩니다.

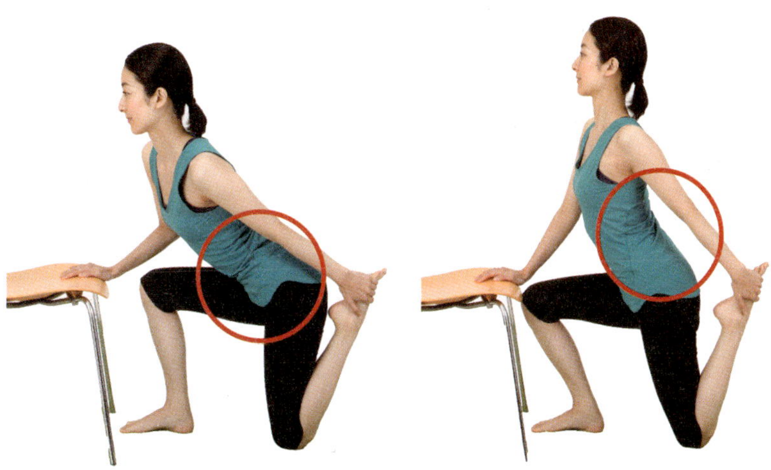

6 허벅지 뒤의 근막 이완(의자에서) 30초 3회씩

이 동작은 후만·일자형과 일자척추형에서, 허벅지 뒤에 있는 햄스트링(넓적다리뒤근육, hamstring)이라고 하는 근육을 부드럽게 풀어주는데 효과적입니다. 햄스트링의 이완은 무릎을 완전하게 펴지 않은 상태로 가볍게 두는 것이 포인트입니다. 무릎을 완전히 펴버리면 햄스트링 외 다른 근육이나 신경이 당겨져서 통증이 발생할 가능성이 있으므로 주의해야 합니다.

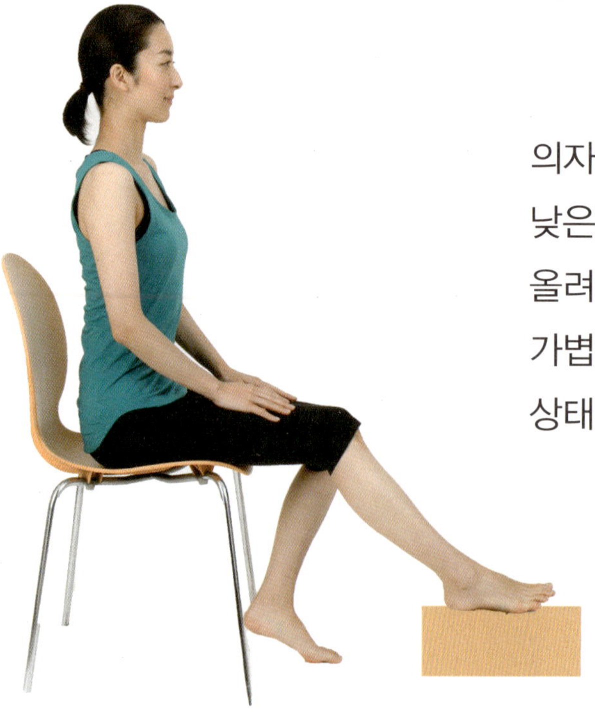

1

의자에 앉아, 다리를 낮은 받침대에 올려놓고 무릎을 가볍게 굽힌 상태로 만듭니다.

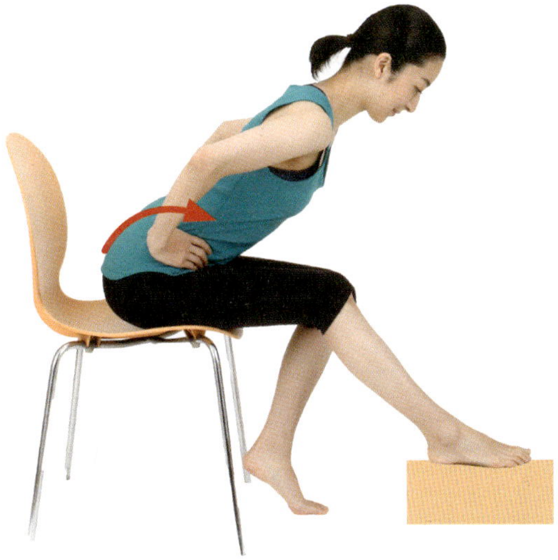

2

양손을 골반 뒤쪽에 대고,
몸과 함께 골반을
앞으로 기울이는 자세로
허벅지 뒤를 천천히
늘이며 30초 동안
이완시킵니다.

좌우를 각각 3회 반복합니다. 익숙해지면 더 오랫동안 이완시킵니다.
좌우로 동작을 하기 힘들면 시간을 들여 천천히 풀어주도록 합니다.

나쁜 자세

무릎이 펴지거나, 허리를 둥글게 구부리면 안 됩니다.

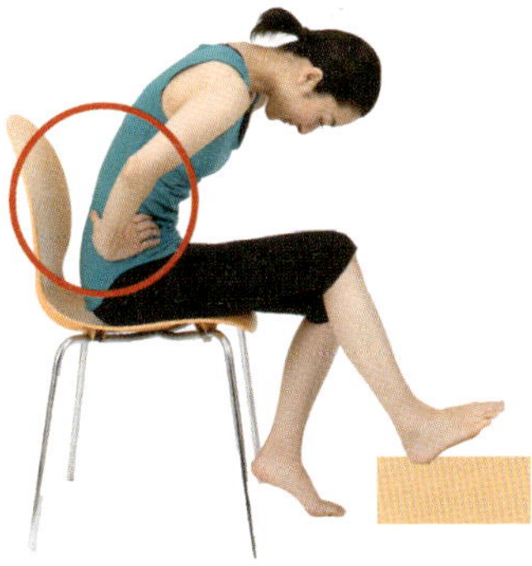

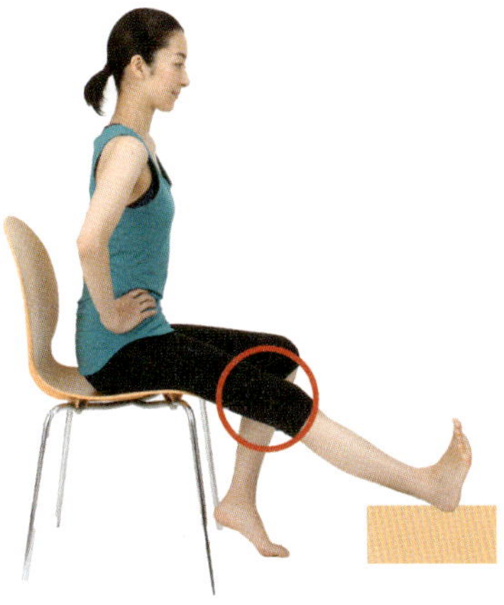

7 허벅지 뒤의 근막 이완(소파나 침대에서)

30초 3회씩

이 동작은 후만·일자형과 일자척추형에서, 허벅지 뒤의 햄스트링 근육을 부드럽게 하는 데 효과적입니다. 마찬가지로 무릎이 완전하게 펴지지 않도록 주의합니다

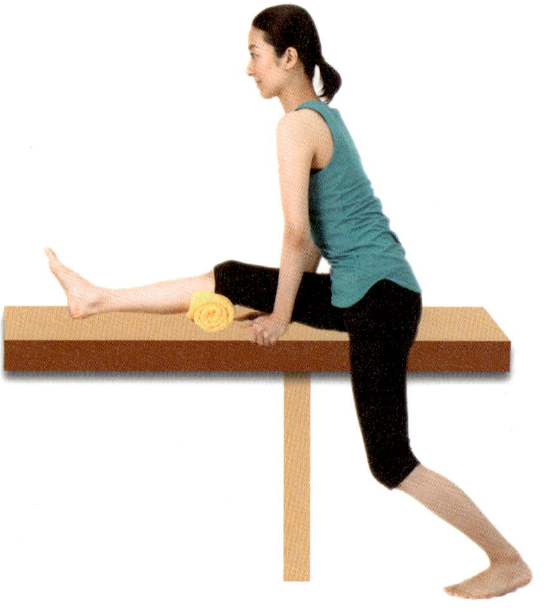

1

늘이고 싶은 쪽 다리를 소파나 침대에 올려놓고, 반대쪽 다리를 바닥에 대고 뒤쪽으로 당깁니다. 올려놓은 다리의 무릎 밑에 둥글게 말아 놓은 수건을 받쳐줍니다.

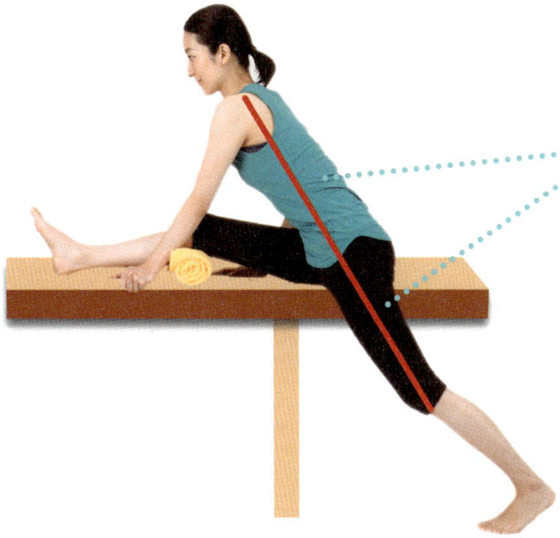

2

몸과 함께 골반을 앞으로 기울임과 동시에 바닥에 붙인 발을 뒤쪽으로 당깁니다. 몸을 앞으로 숙이고, 허벅지 뒤쪽을 천천히 늘이면서 30초 동안 이완시킵니다.

좌우를 각각 3회 반복합니다. 익숙해지면 더 오랫동안 이완시킵니다.
좌우로 동작을 하기 힘들면 시간을 들여 천천히 풀어주도록 합니다.

나쁜 자세

무릎 밑에 수건을 놓지 않거나, 허리만 둥굴게 구부리면 안 됩니다.

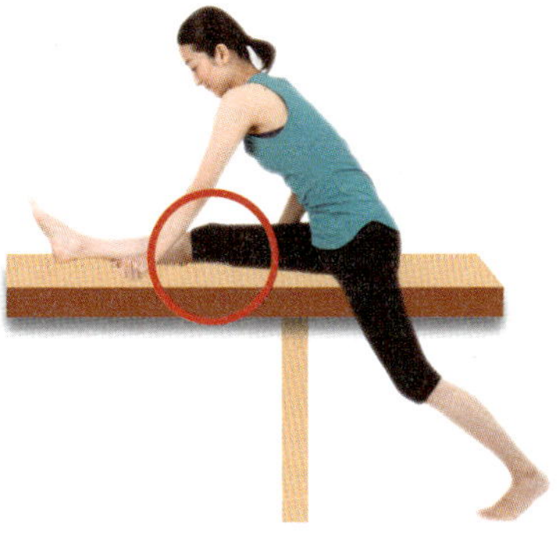

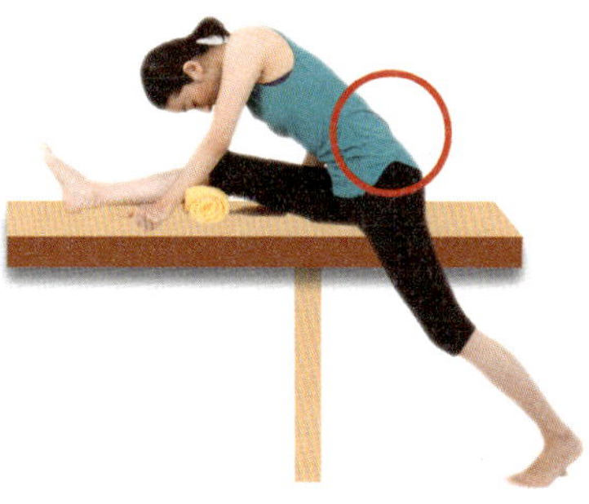

8 몸을 대각선 방향으로 늘이는 근막 이완
20초 3회씩

어느 한쪽의 골반은 앞으로 기울어져 있지만, 다른 한쪽의 골반은 뒤쪽으로 기울어진 좌우 비대칭적인 골반을 가진 사람들도 꽤 많습니다. 이러한 경우에는 앞의 '돌아보는 자세의 근막 이완'도 효과적이지만 여기에서는 하늘을 보고 누워 하는 골반 조정 근막 이완을 소개하도록 하겠습니다.

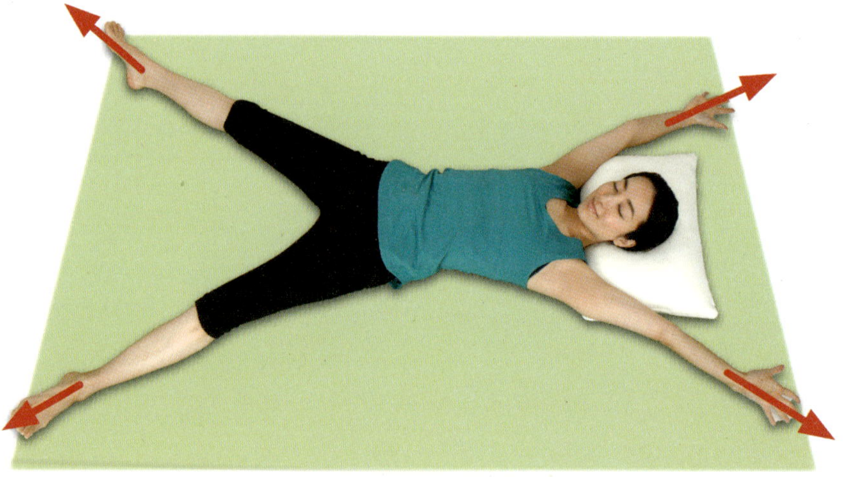

1

하늘을 보고 누워서 양손과 양발을 늘여줍니다.

2

왼쪽 무릎을 굽히고 몸을 조금 일으키면서 오른쪽 손바닥으로 왼쪽 무릎의 바깥쪽을 잡고 20초 동안 이완시킵니다.

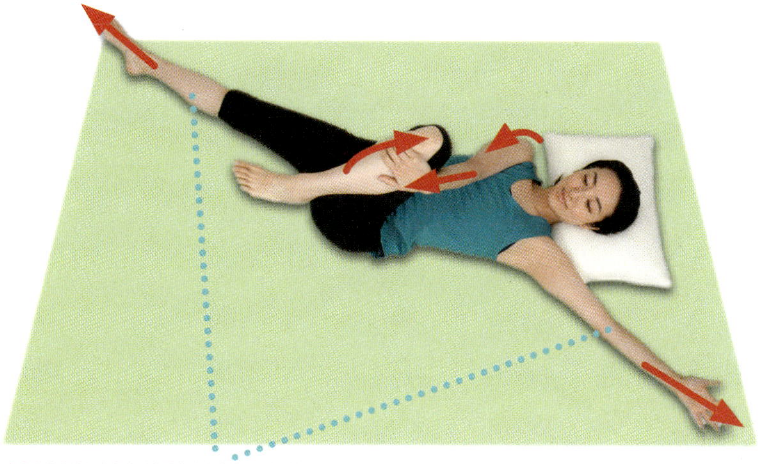

왼손은 위쪽으로 올리고 오른발도 늘여줍니다.

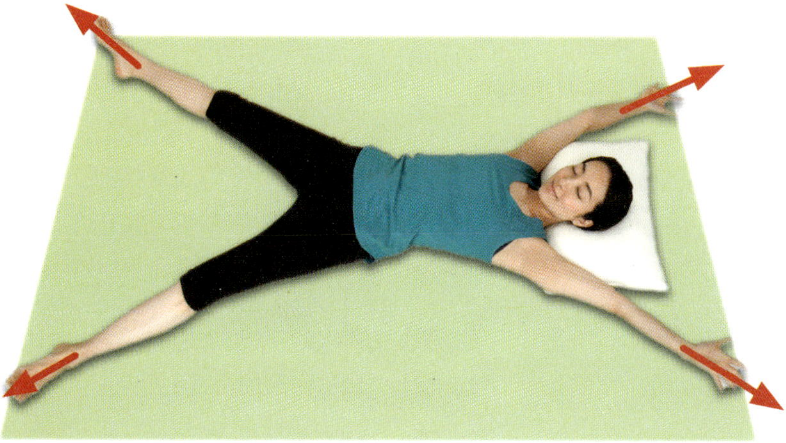

3

다음으로 양손과 양발을 똑바로 펴서 20초 동안 이완시킵니다.

골반의 기울임

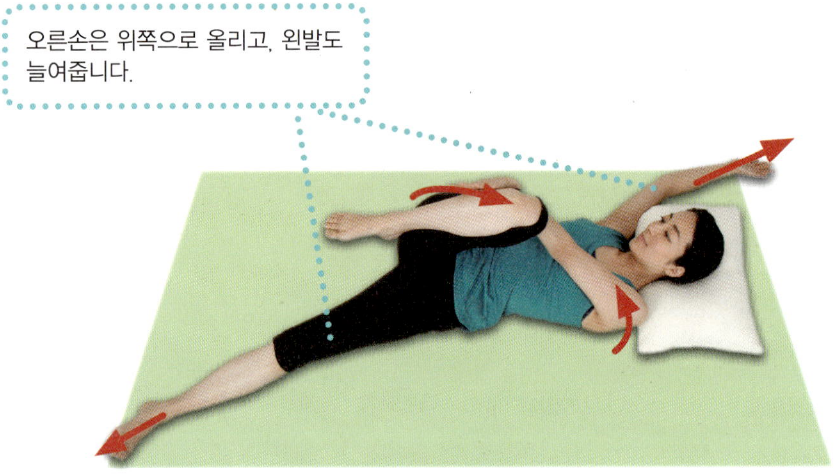

4

오른쪽 무릎을 굽히고 몸을 약간 일으키면서 왼쪽 손바닥으로 오른쪽 무릎의 바깥쪽을 잡고 20초 동안 이완시킵니다.

좌우 어느쪽부터 시작해도 상관없습니다. 좌우를 각각 3회 반복합니다. 익숙해지면 더 오랫동안 이완시킵니다. 좌우로 동작을 하기 힘들면 시간을 들여 천천히 풀어주도록 합니다.

나쁜 자세

손등으로 무릎의 바깥쪽을 잡거나, 펴고 있는 손과 발이 바닥에서 떠 있으면 안 됩니다.

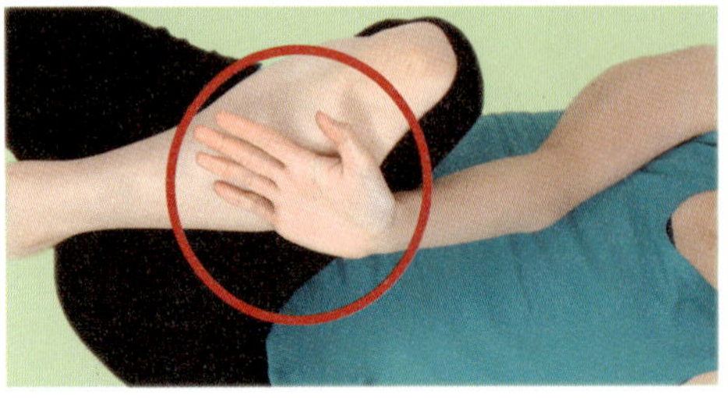

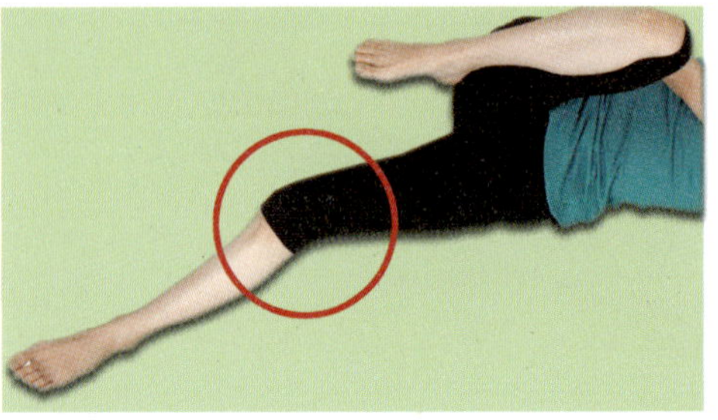

Chapter

10

골반을 이상적인 높이로 되돌리는 근막 이완

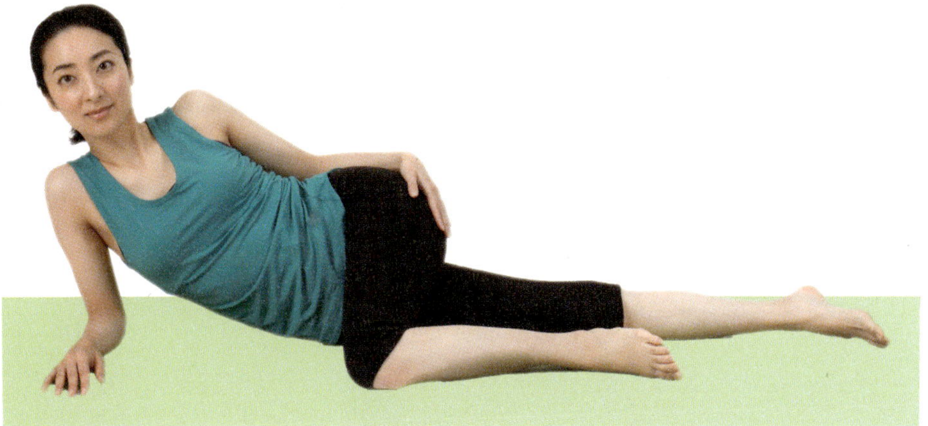

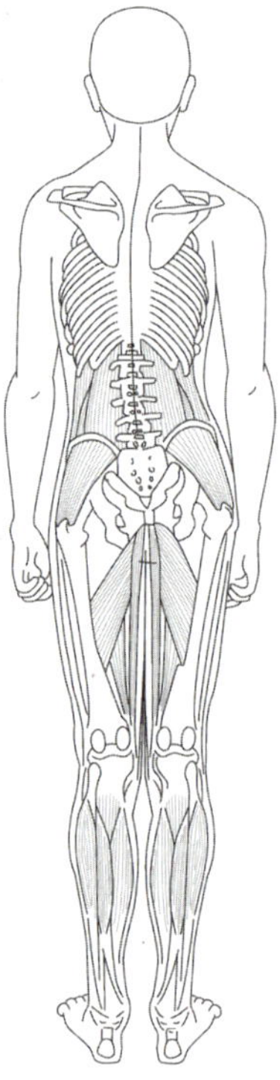

골반 높이의 차이

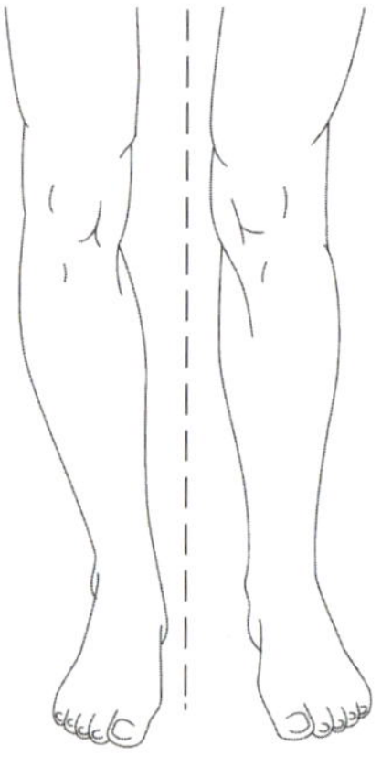

무릎과 발의 모양 변화

골반의 좌우 높이가 다른 사람도 많습니다. 선 상태에서 차렷 자세를 할 때 오른발에 체중을 싣는 습관이 있는 사람은 오른쪽 골반이 왼쪽 골반보다 높습니다. 그리고 오른쪽 무릎이 O자 다리가 되기 쉬우며, 발목을 삐기도 합니다. 반대로 왼쪽 무릎은 X자 다리가 되기 쉽고, 무릎 안쪽에 통증이 생기거나 평발, 무지외반증이 될 수도 있습니다. 이러한 경우, 허리통증은 오른쪽 허리에 쉽게 나타나기도 합니다. 즉, 오른쪽의 허리 근육 · 근막이 짧아지고 굳어버리기 때문입니다.

이런 분들은 왼손을 테이블에 올려놓고 오른쪽 골반이 높아지지 않도록 내려주면서 오른쪽 옆을 늘여주면 허리통증도 줄어들게 됩니다. '한 팔 들고 근막 이완'도 함께 해주면 효과적입니다.

여기서는 골반이 높아진 쪽을 펴 내려주는 것으로 좌우 골반의 높이를 조정해주는 이완 방법을 소개하도록 하겠습니다.

1 앉은 자세로 옆쪽을 늘여주는 근막 이완

30초 3회씩

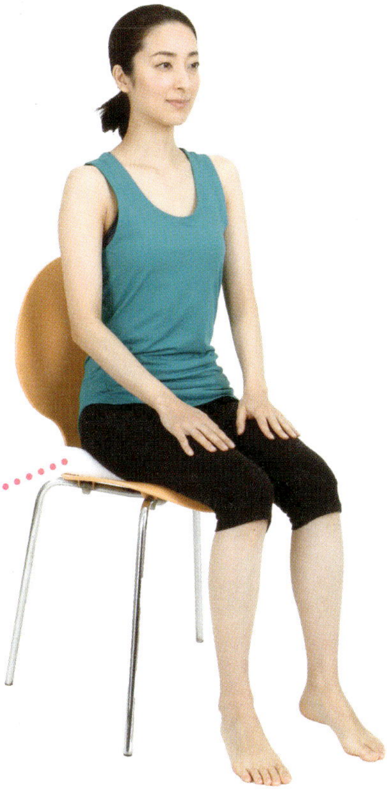

1

발바닥이 바닥에 닿을 만한 높이의 의자에
앉아 골반의 높이가 낮은 쪽 엉덩이
아래에 둥글게 말아 고정한
수건을 받쳐놓습니다.

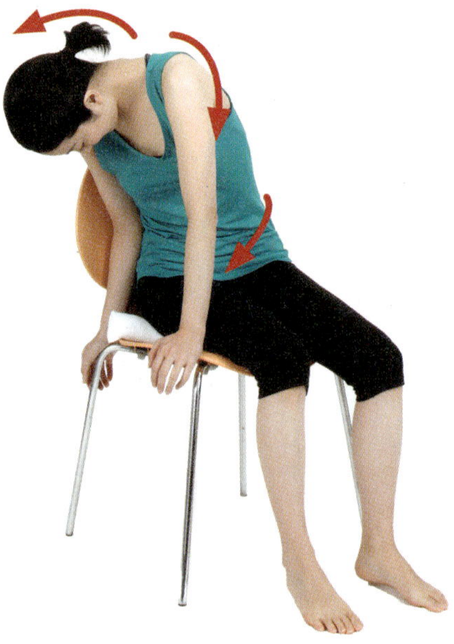

2

몸을 가볍게 앞으로 굽힌 상태에서 수건을 받쳐둔 엉덩이 쪽으로 기울이면서 몸을 회전시킵니다. 반대쪽 허리의 옆쪽을 천천히 늘여주면서 30초 동안 이완시킵니다

좌우를 각각 3회 반복합니다. 익숙해지면 더 오랫동안 이완시킵니다.
좌우로 동작을 하기 힘들면 시간을 들여 천천히 풀어주도록 합니다.

나쁜 자세

등이 뒤쪽으로 돌아가거나, 기울인 반대쪽의 엉덩이가 의자에서 떨어지면 안 됩니다.

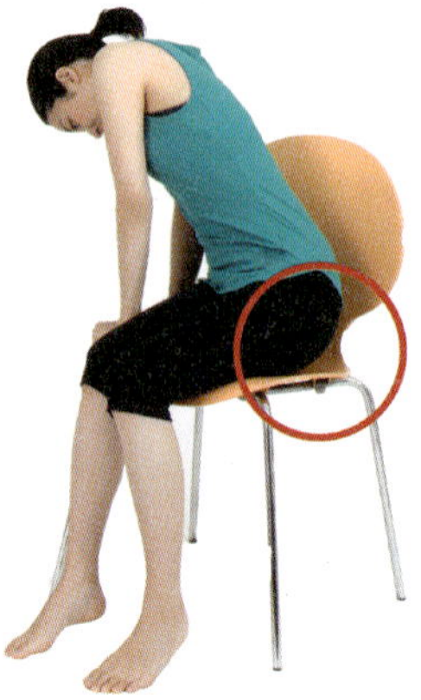

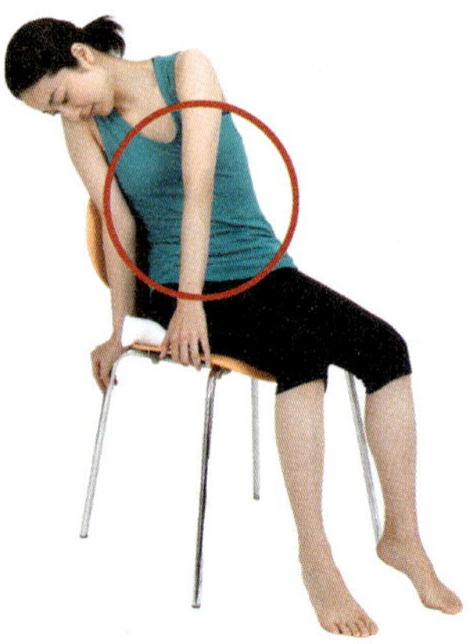

2 바닥에서 옆쪽을 늘여주는 근막 이완

30초 3회씩

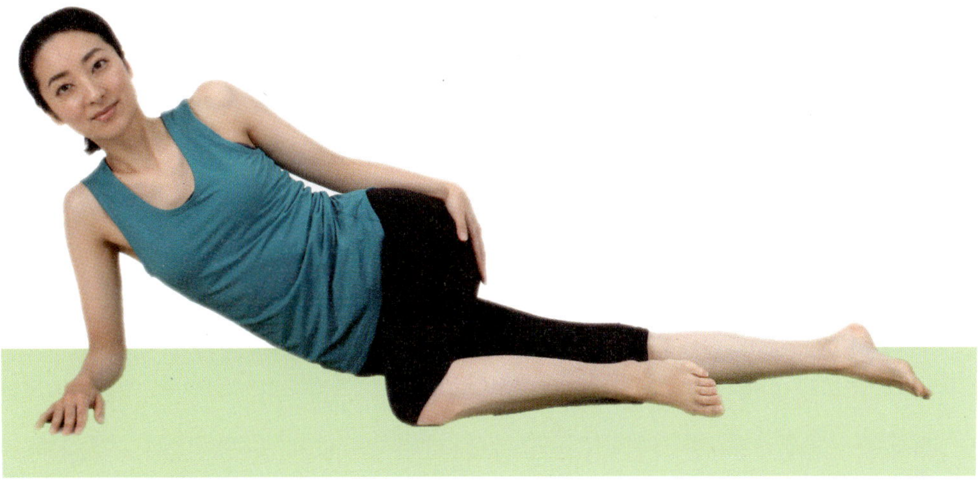

1

늘여주고 싶은 쪽을 아래로 하여 옆으로 눕습니다. 아래쪽 팔꿈치를 세우고 위쪽 고관절을 굽혀서 고관절과 무릎관절을 각각 직각으로 만듭니다.

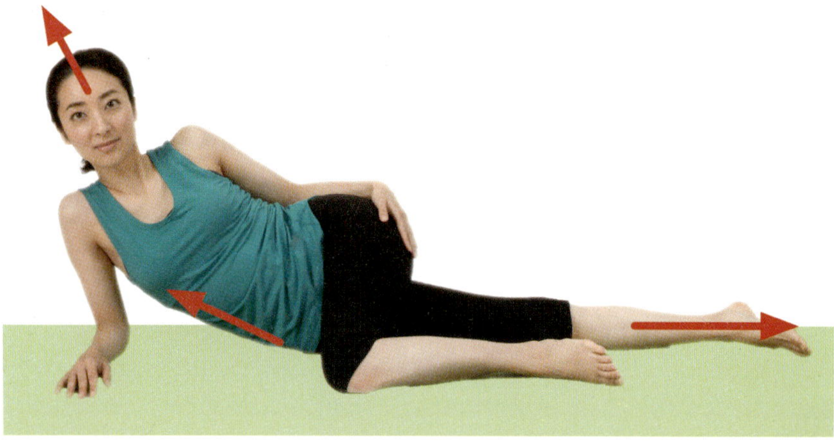

2

팔꿈치를 받침점으로 하여, 몸을 천장 방향으로 일으켜 아래쪽 골반부터 발까지 일자 모양으로 만들고, 골반에서 다리까지 전체를 발끝 방향으로 늘여서 30초 동안 이완시킵니다.

좌우를 각각 3회 반복합니다. 익숙해지면 더 오랫동안 이완시킵니다.
좌우로 동작을 하기 힘들면 시간을 들여 천천히 풀어주도록 합니다.

나쁜 자세

아래쪽 골반이 어깨 쪽으로 당겨지거나, 목만 일으키는 자세는 안 됩니다.

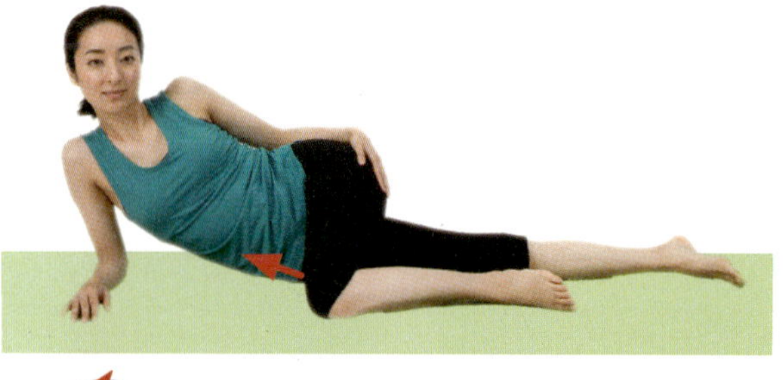

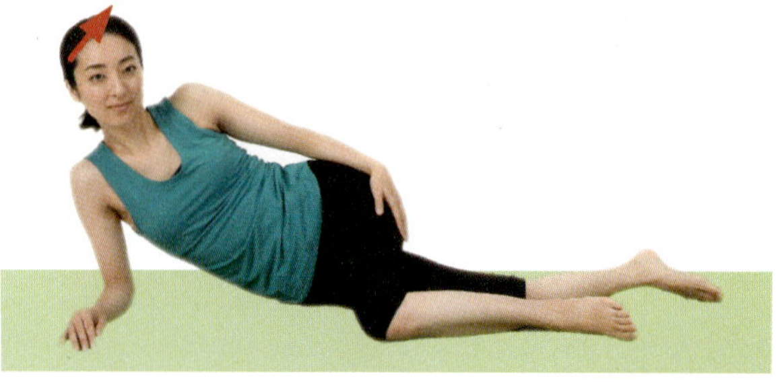

3 벽을 이용해서 옆쪽을 늘여주는 근막 이완

30초 3회씩

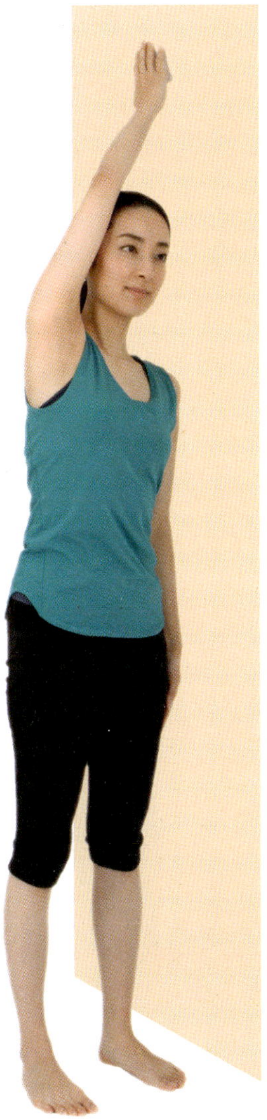

1

늘이고 싶은 쪽을 벽과 반대쪽으로 하여 섭니다. 양발을 바닥에 붙이고 천천히 오른쪽 골반으로 체중을 이동하여 바닥을 부드럽게 누르면서 몸을 왼쪽으로 기울입니다.

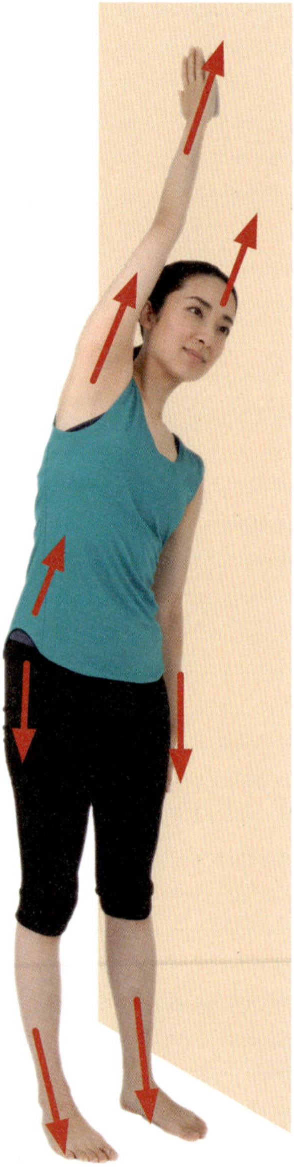

2

오른쪽 손바닥을 벽에 붙이고 골반을 오른쪽으로 천천히 움직이면서 손을 천천히 위로 늘이면서 30초 동안 이완시킵니다.

좌우를 각각 3회 반복합니다. 익숙해지면 더 오랫동안 이완시킵니다. 좌우로 동작을 하기 힘들면 시간을 들여 천천히 풀어주도록 합니다.

나쁜 자세

오른발이 바닥에서 떠서 골반이 어깨 쪽으로 당겨지거나, 목만 기울이는 자세는 안 됩니다.

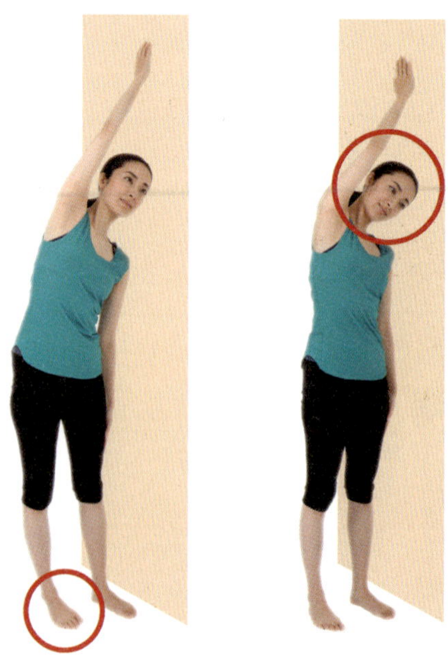

Chapter

11

엉덩이 주변의 근막 이완

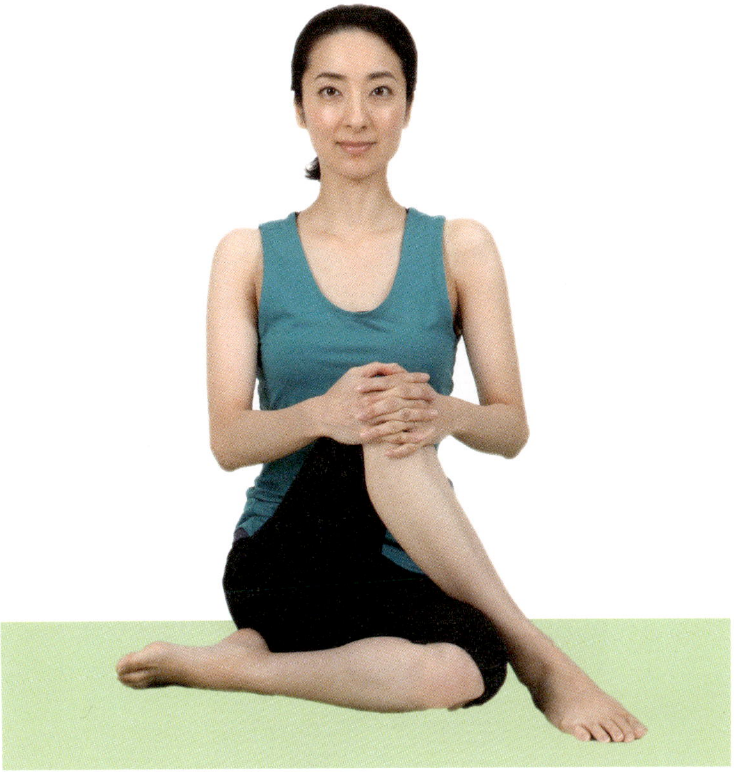

1 궁둥구멍근(이상근)의 근막 이완 30초 3회

O자형 다리인 사람, 후만·일자형(골반이 뒤쪽으로 기울어져 고관절이 앞으로 나오고, 무릎이 일반보다 뒤에 위치하며 등이 길게 굽은 형태), 척추일자형(골반이 뒤로 약간 기울어 고관절이 약간 앞으로 나오고, 골반 자체의 길이가 원래보다 길어 무의식적으로 바지가 내려가게 되는 등이 길게 굽은 형태)인 사람 또는 내반염좌 경험이나 좌골신경통이 있는 사람 등에게 효과적입니다.

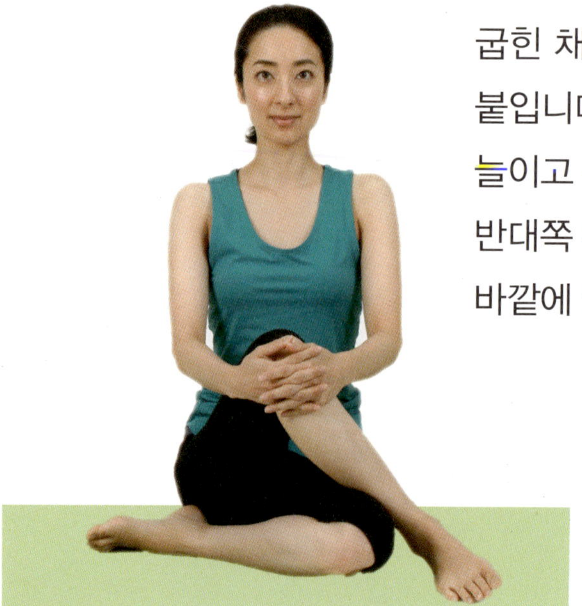

1

늘이고 싶은 쪽 무릎을 세우고 반대쪽 무릎은 굽힌 채로 바닥에 붙입니다.
늘이고 싶은 쪽의 발을 반대쪽 무릎의 바깥에 놓습니다.

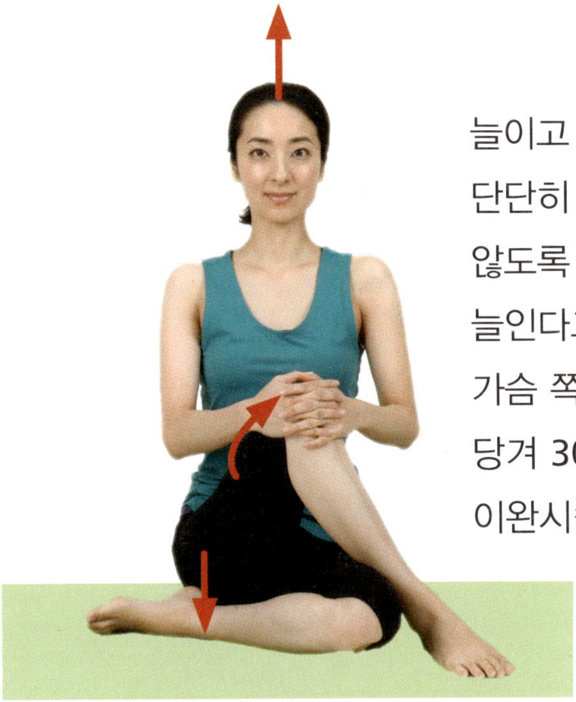

2

늘이고 싶은 쪽의 엉덩이를 바닥에 단단히 붙인 채로 허리가 굽혀지지 않도록 머리는 천장 방향으로 늘인다고 생각하면서 무릎을 가슴 쪽으로 천천히 당겨 30초 동안 이완시킵니다.

좌우를 각각 3회 반복합니다. 익숙해지면 더 오랫동안 이완시킵니다.
좌우로 동작을 하기 힘들면 시간을 들여 천천히 풀어주도록 합니다.

나쁜 자세

엉덩이가 바닥에서 떨어지거나, 허리가 굽혀지면 안 됩니다.

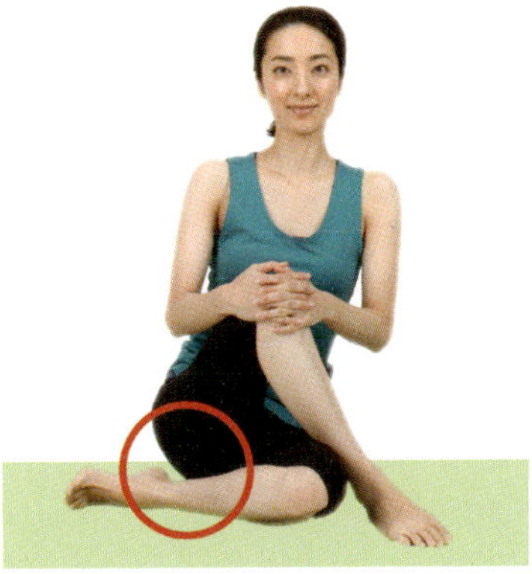

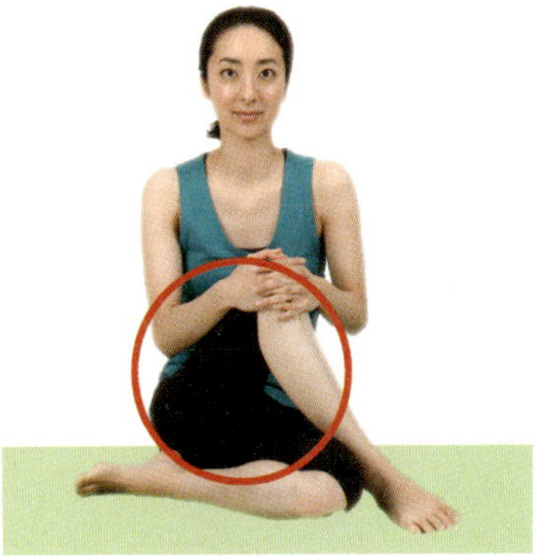

만약에 이 자세가 어렵다면, 늘이지 않는 쪽 다리를 아래로 내리고 앉아서 해도 됩니다. 허리를 굽히지 말고, 몸을 곧게 편 채로 이완시킵니다. 또는 하늘을 보고 누워서 무릎을 가슴 쪽으로 안는 자세로도 괜찮습니다. 또한, 침대에 늘이고 싶은 쪽의 다리를 올리고 무릎보다도 더 멀리 몸을 기울이는 것도 괜찮습니다. 어떤 방법으로 하더라도 허리를 굽히면 안 됩니다.

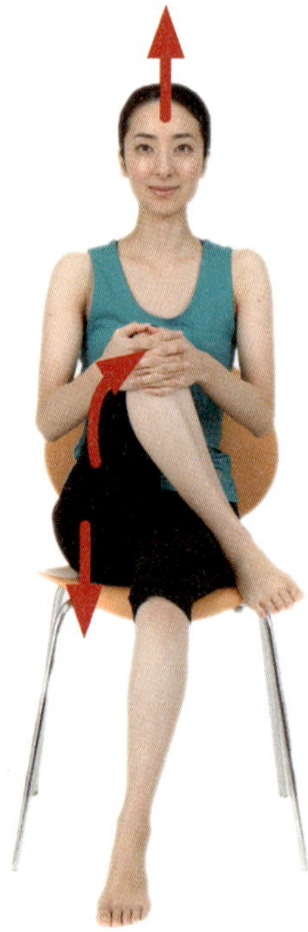

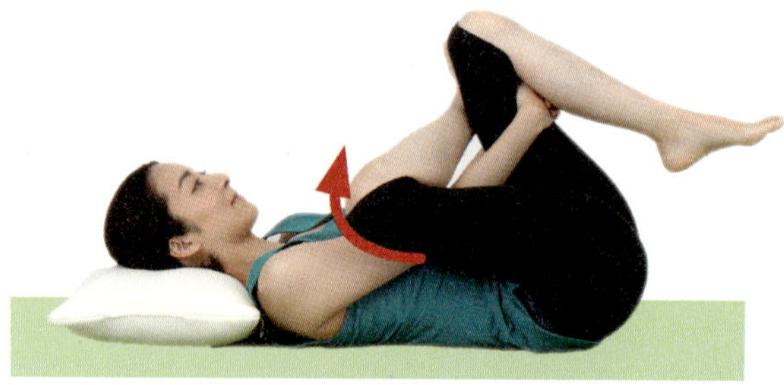

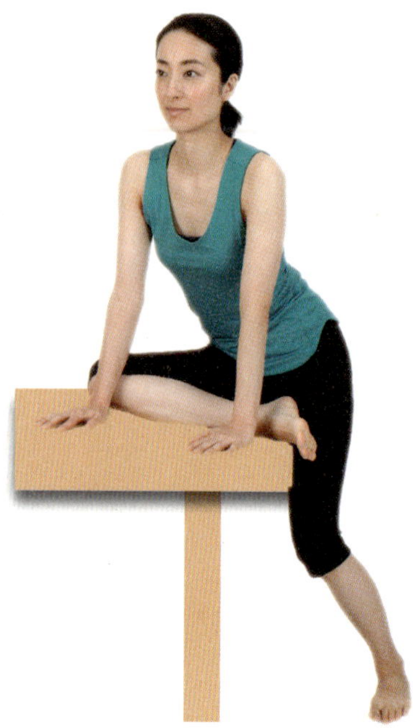

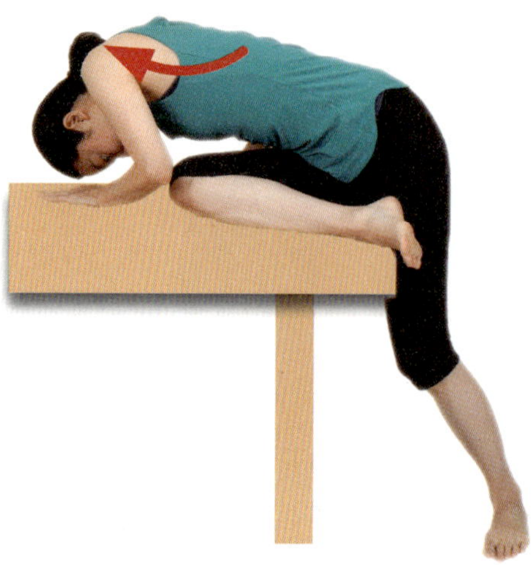

2 넙다리근막긴장근의 근막 이완 30초 3회씩

X자 다리인 사람, 후만·전만형(골반이 앞으로 기울어져 허리가 휘고, 등이 굽은 형태)인 사람, 또는 장경인대염, 아족염, 평발, 무지외반증 등에 효과적입니다.

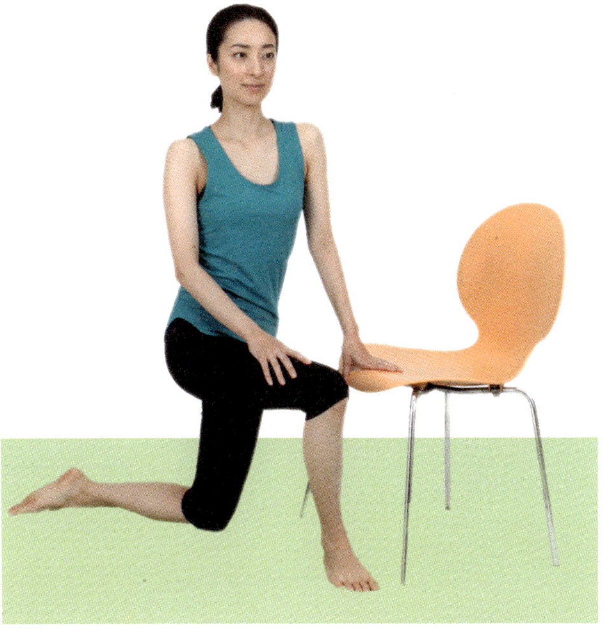

1

늘이고 싶은 쪽의 무릎을 바닥에 붙이고, 다른 쪽의 다리를 앞으로 내밀어서 무릎을 굽힙니다. 늘이고 싶은 쪽과 같은 손을 의자의 앉는 부분에 올려 둡니다. 앞에 있는 발을 뒤에 있는 무릎 안쪽으로 교차시킵니다. 뒤에 있는 발도 무릎 안쪽으로 돌려둡니다.

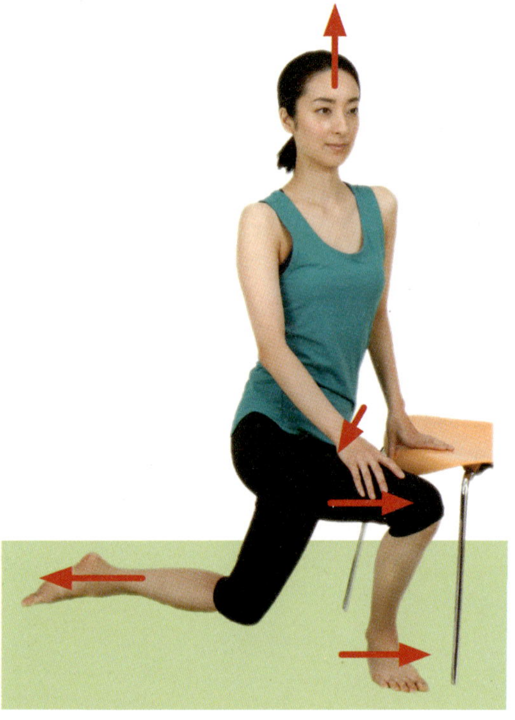

2

뒤에 있는 다리의 고관절을 앞쪽에 있는 발뒤꿈치에 천천히 가까이 가도록 30초 동안 이완시킵니다.

좌우를 각각 3회 반복합니다. 익숙해지면 더 오랫동안 이완시킵니다.
좌우로 동작을 하기 힘들면 시간을 들여 천천히 풀어주도록 합니다.

나쁜 자세

뒤에 있는 다리가 무릎 안쪽으로 돌아가지 않거나 허리가 휘면 안 됩니다.

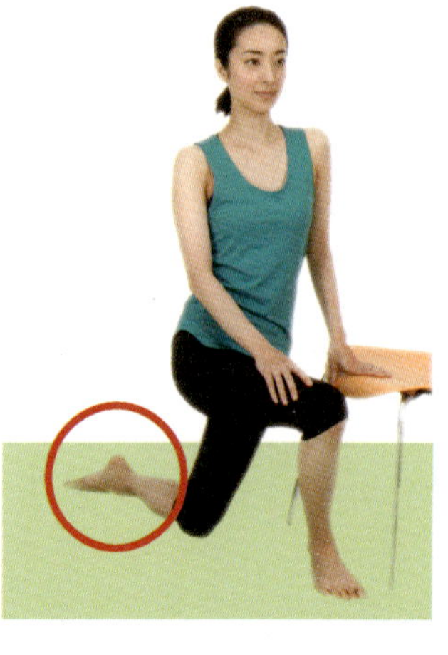

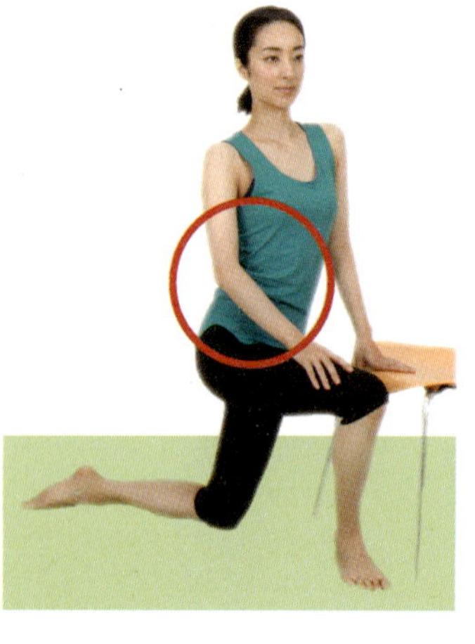

3 안쪽 허벅지의 근막 이완 30초 3회씩

이 동작도 X자 다리인 사람, 후만·전만형(골반이 앞으로 기울어져 허리가 휘고, 등이 굽은 형태)인 사람, 또는 장경인대염, 아족염, 평발, 무지외반증 등에 효과적입니다.

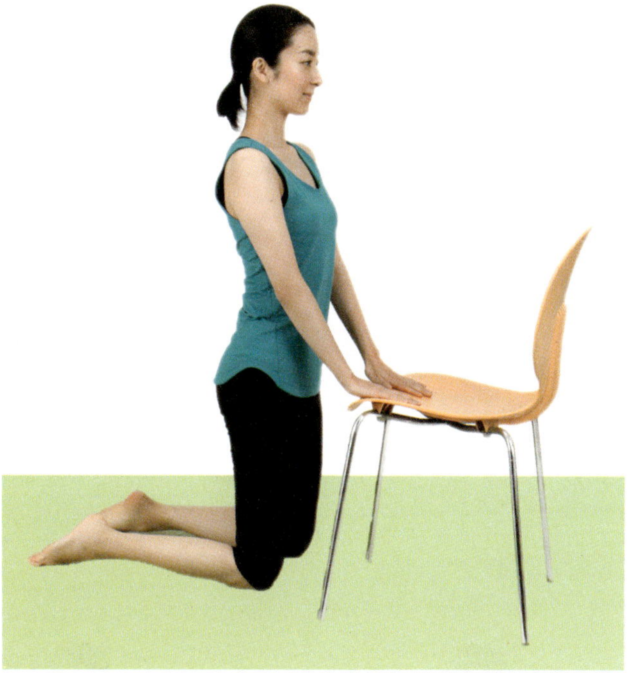

1

테이블 앞쪽이나 의자의 앉는 부위에 양손을 대고 양쪽 무릎을 꿇습니다.

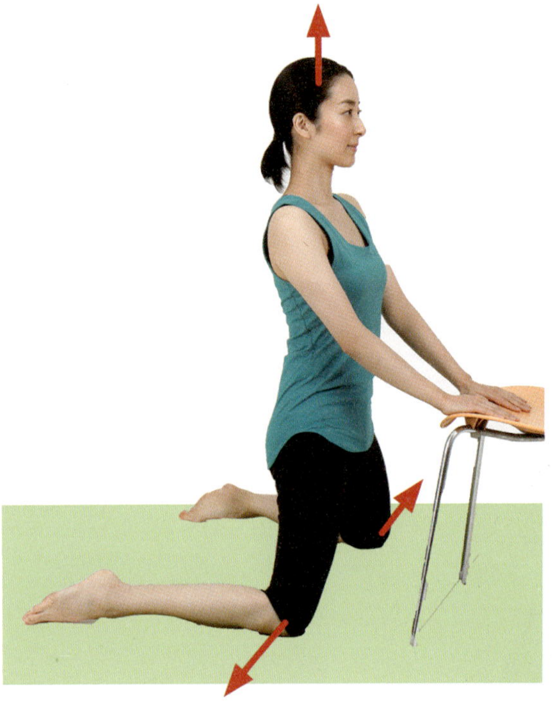

2

몸을 일자로 유지한 채, 조금씩 천천히 양쪽 무릎을 옆쪽으로 벌리면서 30초 동안 이완시킵니다.
머리는 천장에 닿을듯한 느낌으로 뻗습니다.

좌우를 각각 3회 반복합니다. 익숙해지면 더 오랫동안 이완시킵니다.

나쁜 자세

허리를 굽히거나 젖히면 안 됩니다.

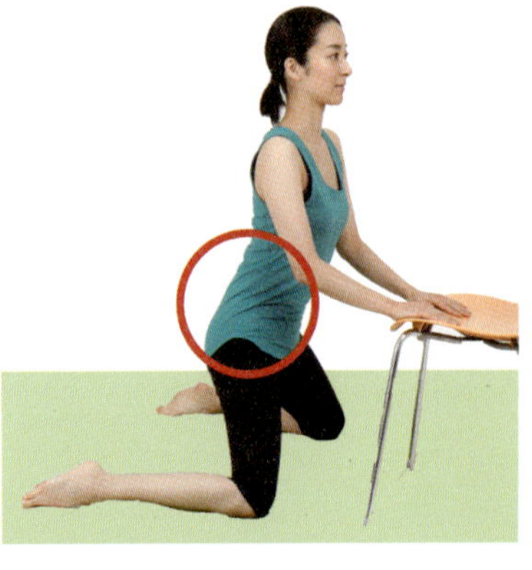

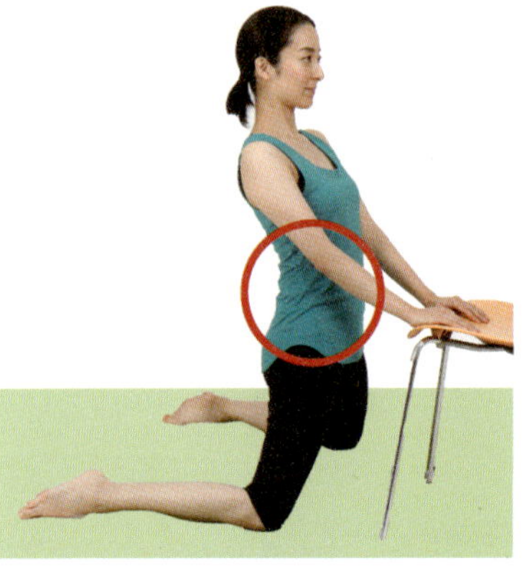

Chapter

12

엉덩이에서 발까지의 근막 이완

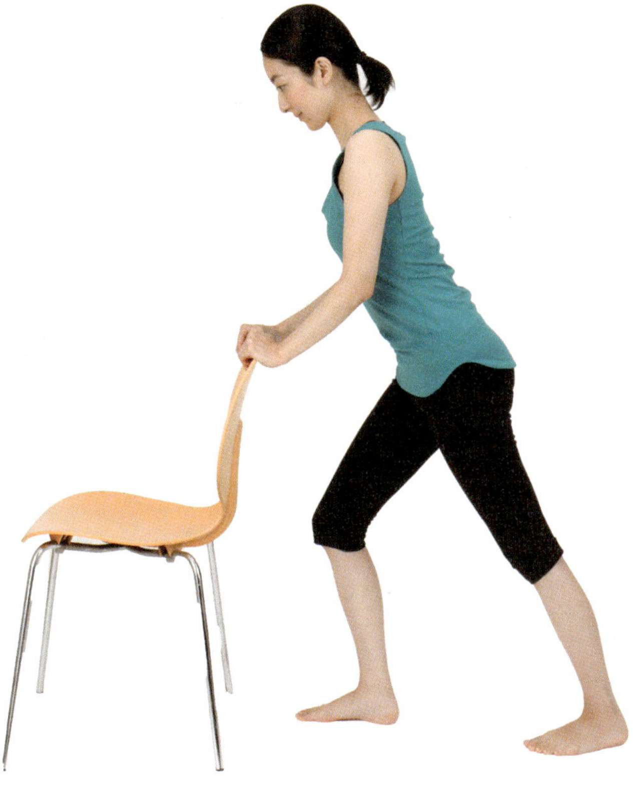

1 벽을 이용한 발 근막 이완 80초

다리 전체의 앞면, 뒷면, 안쪽을 이완시켜 나가는 방법입니다. 다리의 움직임을 개선하고, 예쁜 다리를 만들어 줍니다. 또한 다리의 붓기와 냉증 개선에도 효과가 있습니다.

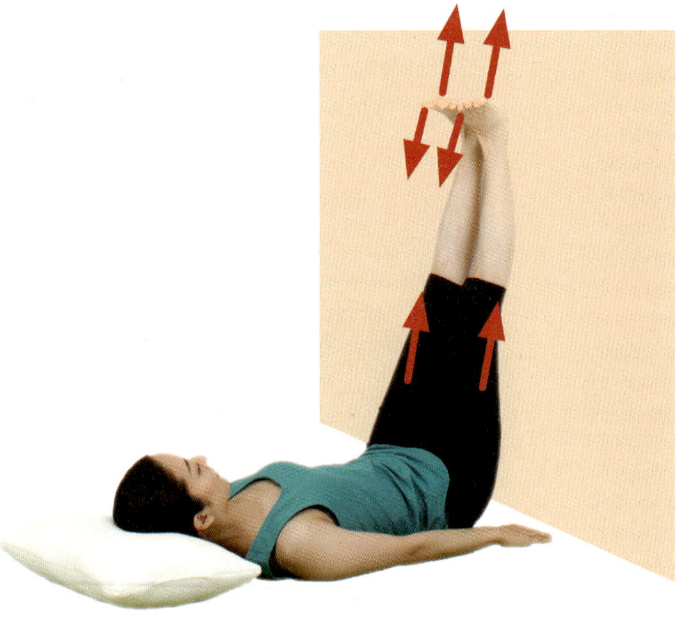

1

베개를 베고, 엉덩이를 편안한 각도로 하여 무릎을 살짝 구부린 채, 벽에 양발을 댑니다. 양쪽 발뒤꿈치를 벽에 붙여 발끝을 자신의 얼굴 쪽으로 두고, 벽을 따라서 발뒤꿈치를 올리면서 허벅지 뒤를 천천히 늘여 20초 동안 이완시킵니다.

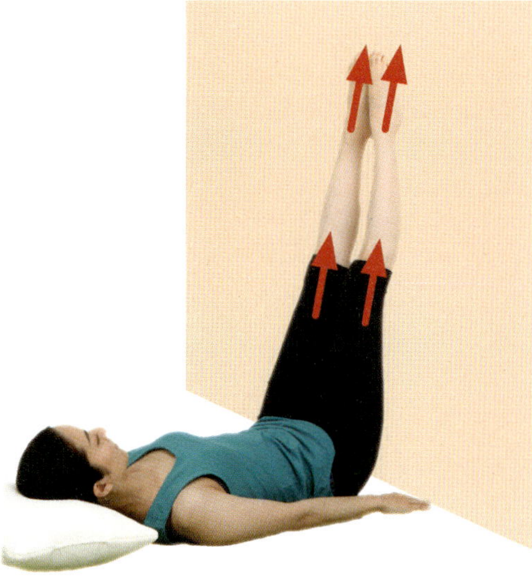

2

이어서 발바닥 전체를 벽에 붙이고 발바닥이 벽에서 떨어지지 않도록 벽을 따라 부드럽게 올리면서 허벅지 앞을 천천히 늘여 20초 동안 이완시킵니다.

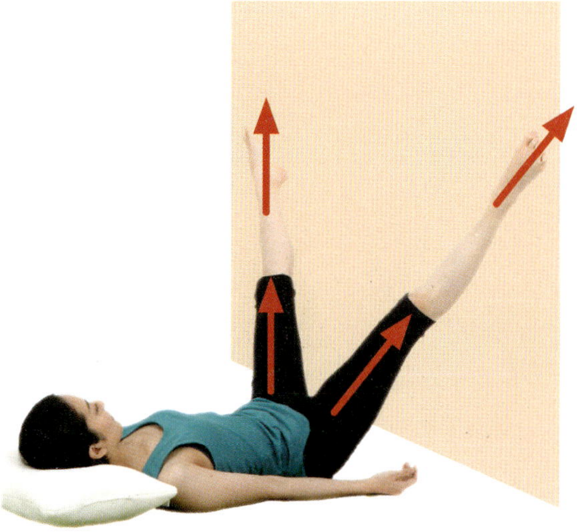

3

양발의 뒤꿈치를 벽에 붙인 채로 좌우로 벌리면서 허벅지 안쪽을 천천히 늘여 20초 동안 이완시킵니다.

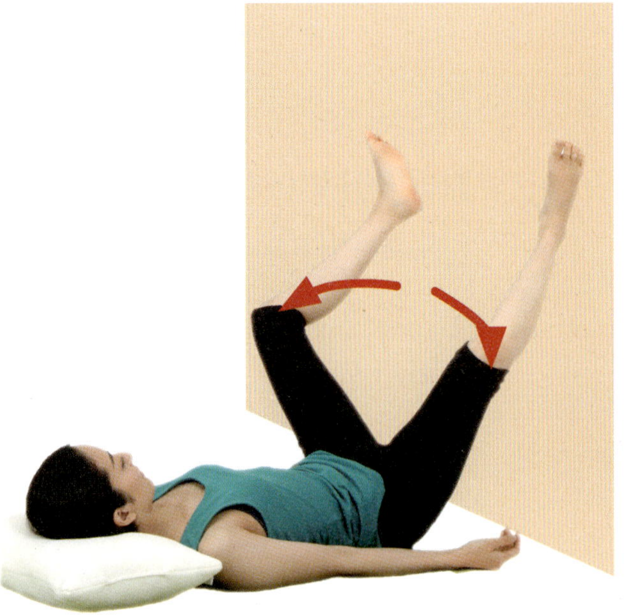

4

다음으로 양쪽 무릎을
옆으로 기울이면서
20초 동안
이완시킵니다.

나쁜 자세

허리가 휘거나, 베개를 사용하지 않고 턱이 올라가면 안 됩니다.

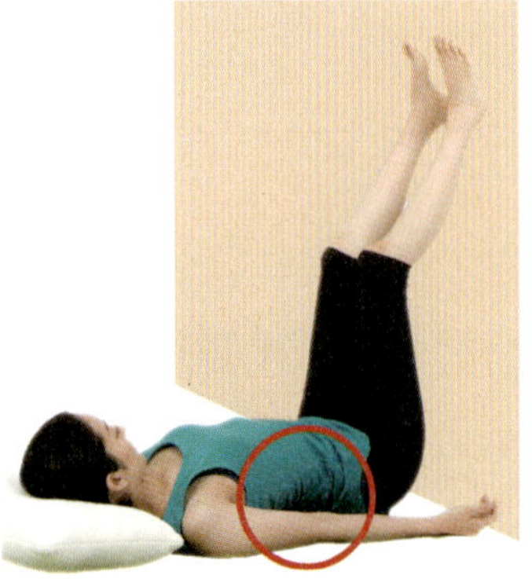

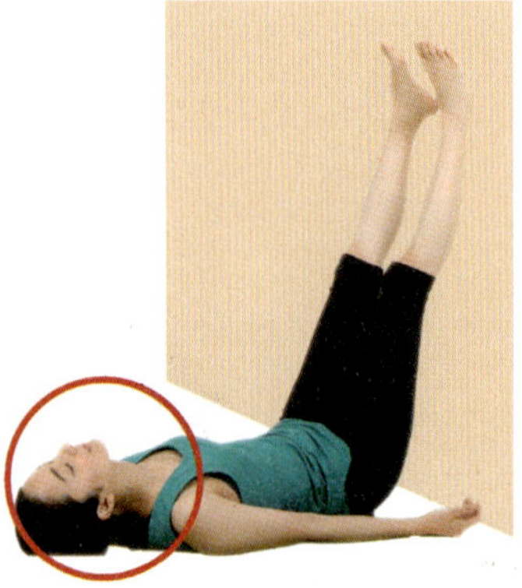

2 고관절을 회전시키는 근막 이완 20초 3회씩

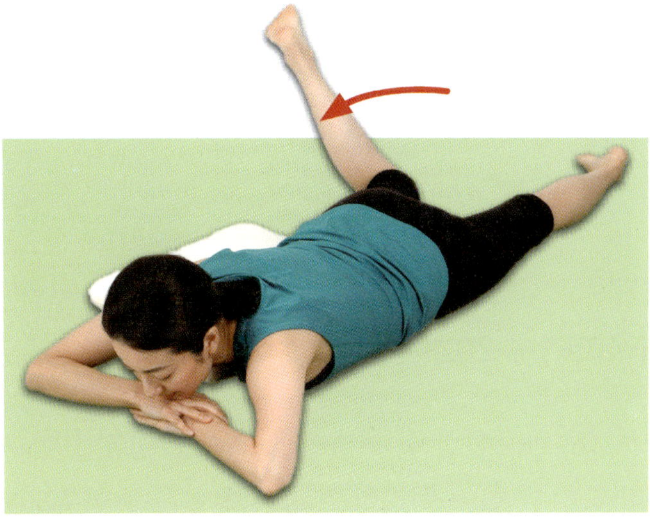

1

엎드려 눕습니다. 한쪽 무릎을 직각으로 굽힙니다. 굽힌 다리 쪽 가슴 아래에 베개를 받치고 다리를 바깥으로 천천히 기울이면서 20초 동안 이완시킵니다.

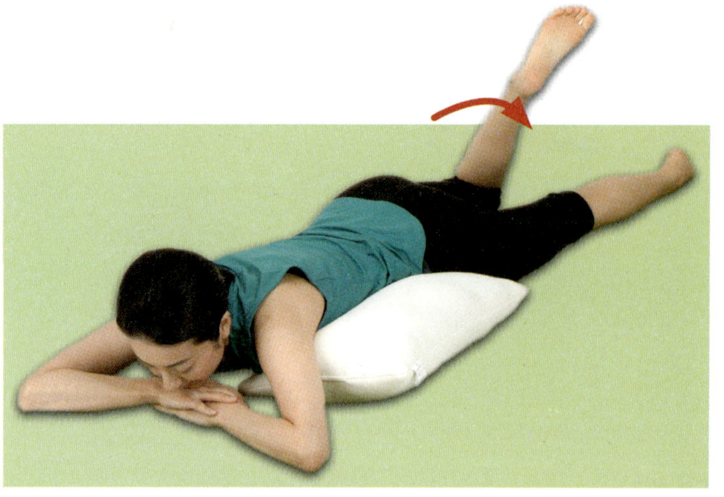

2

이어서 반대쪽 가슴 아래에도 베개를 받치고 다리를 안쪽으로 천천히 기울이면서 20초 동안 이완시킵니다.

좌우를 각각 3회 반복합니다. 익숙해지면 더 오랫동안 이완시킵니다.
좌우로 동작을 하기 힘들면 시간을 들여 천천히 풀어주도록 합니다.

나쁜 자세

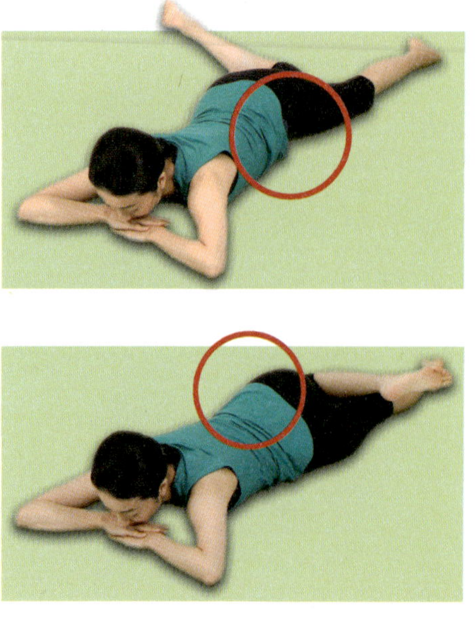

베개를 받치지 않아서 바깥쪽으로 기울일 때 반대쪽 골반이 바닥에서 뜨거나, 안쪽으로 기울일 때 같은 쪽의 골반이 뜨면 안 됩니다.

3 종아리를 늘이는 근막 이완 20초 3회씩

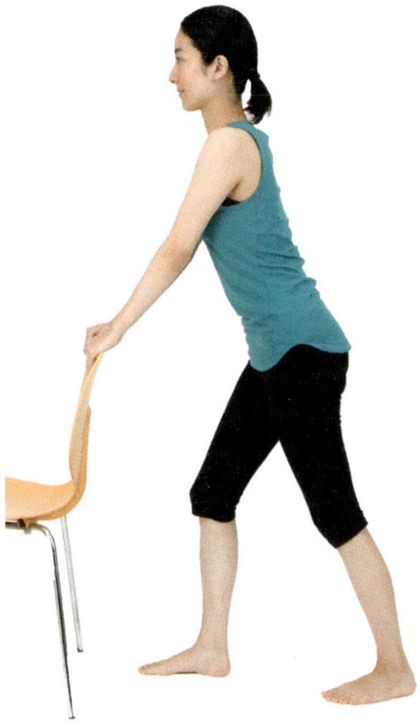

1

양손으로 테이블이나 의자의 등받이를 붙잡고 한쪽 발을 뒤로 당깁니다.

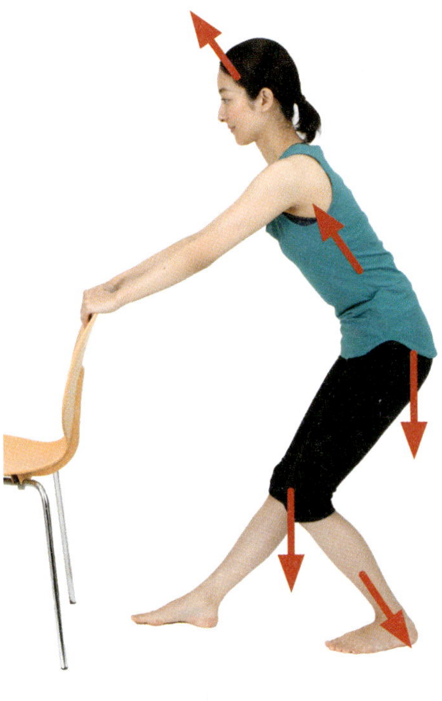

2

앞쪽 다리의 무릎을 뒤로 당겨 펴면서 체중을 뒤쪽으로 이동시키고, 뒤쪽 발바닥은 바닥에 딱 붙인 상태로 무릎을 천천히 굽히면서 20초 동안 이완시킵니다.

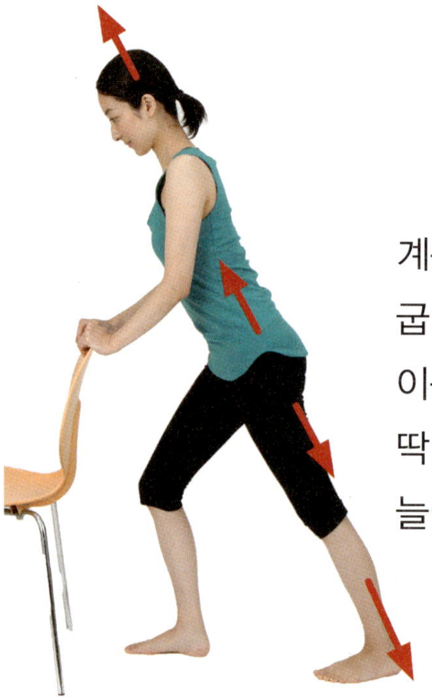

3

계속해서 앞쪽 다리의 무릎을 굽히면서 체중을 앞쪽으로 이동시키고 뒤쪽 발바닥은 바닥에 딱 붙인 상태로 무릎을 천천히 늘여주면서 20초 동안 이완시킵니다.

좌우를 각각 3회 반복합니다. 익숙해지면 더 오랫동안 이완시킵니다. 좌우로 동작을 하기 힘들면 시간을 들여 천천히 풀어주도록 합니다.

나쁜 자세

허리가 둥글게 휘거나 굽혀지면 안 됩니다.

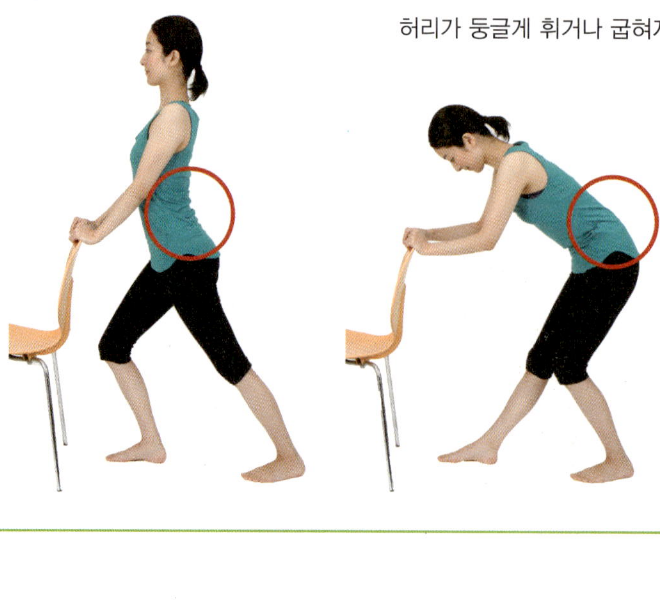

Chapter

13

팔의 근막 이완

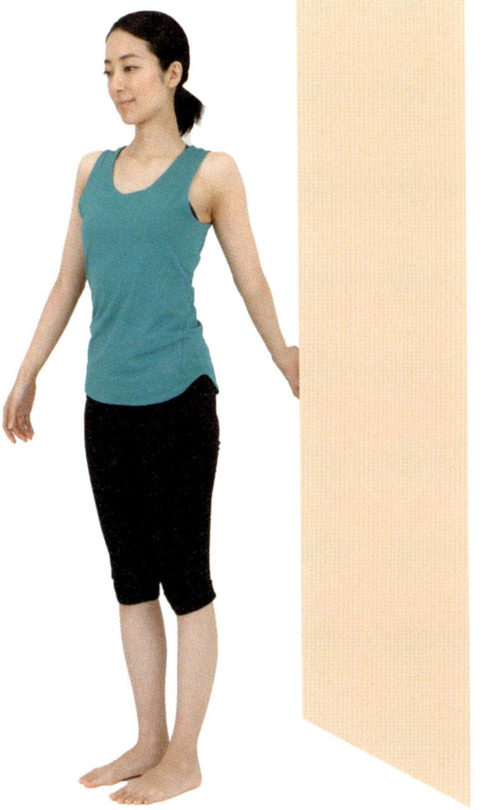

1 팔의 앞쪽 근막 이완 40초 3회씩

팔뚝이나 겨드랑이에 지방이 붙고, 정장이나 속옷을 입거나, 머리를 묶는 것이 어렵거나, 등이 굽어서 어깨도 말려 있거나, 보통 서 있어도 팔꿈치가 굽어있거나, 걸을 때 팔꿈치가 펴지지 않고 굽은 채로 걷거나, 만세 자세를 하는 것이 힘들다 등과 같은 경험이 있나요?

여기에서는 어깨부터 손끝까지의 근막이 굳어있는 사람에게 효과적인 근막 이완을 소개하도록 하겠습니다.

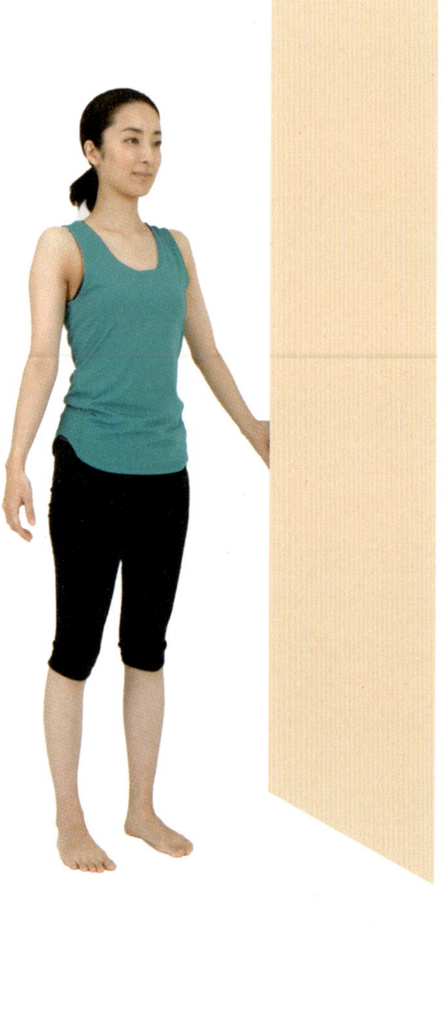

1

문이나 기둥에 팔꿈치를 편 상태로 손바닥을 붙입니다.

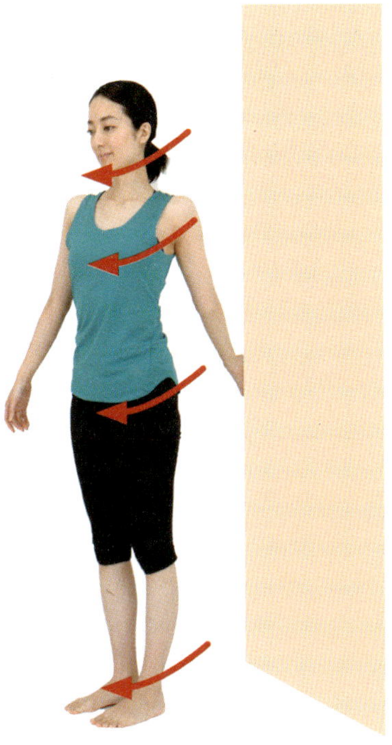

2

발과 함께 몸을 돌려서
팔의 앞쪽, 특히 위팔두갈래근
(상완이두근)을 늘이기
위해서 20초 동안
이완시킵니다.

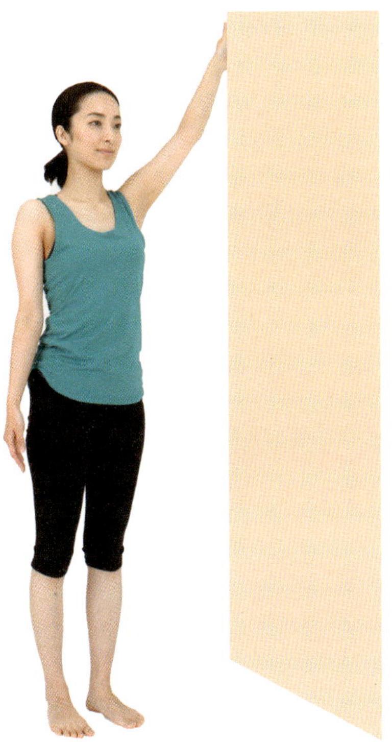

3

다음으로 손을 어깨보다도
더 높은 위치의 벽에
놓습니다.

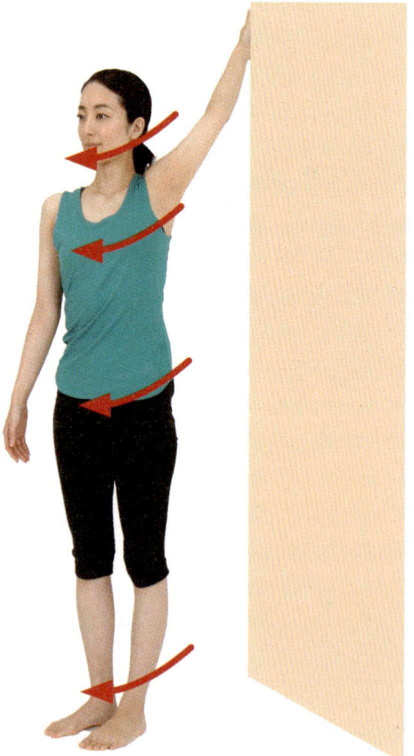

4

거기에서 몸을 돌려 팔의 앞쪽
특히, 큰가슴근(대흉근)을
늘이기 위해서 20초 동안
이완시킵니다.
반대쪽 팔도 똑같이 합니다.

좌우를 각각 3회 반복합니다. 익숙해지면 더 오랫동안 이완시킵니다.
좌우로 동작을 하기 힘들면 시간을 들여 천천히 풀어주도록 합니다.

나쁜 자세

발을 움직이지 않거나,
팔꿈치를 굽히면
안 됩니다.

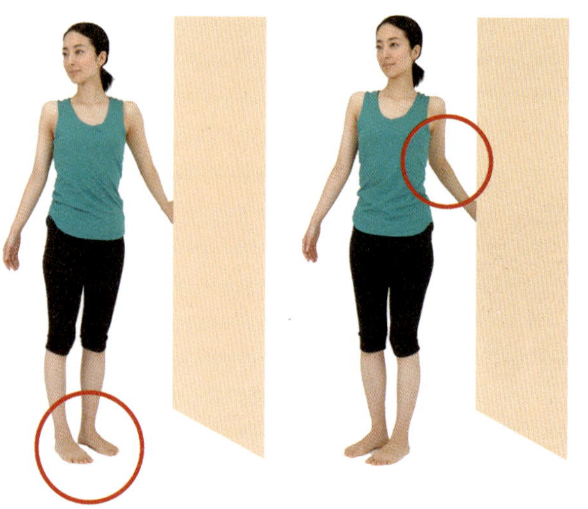

2 팔의 뒤쪽 근막 이완 20초 3회씩

수건을 이용해서 팔 뒤쪽에 있는 위팔세갈래근(상완삼두근)을 이완시킵니다. 위팔세갈래근이 굳어있으면, 팔을 위로 올릴 때 어깨에 통증이 생길 수 있으므로 잘 이완시켜 주도록 합니다.

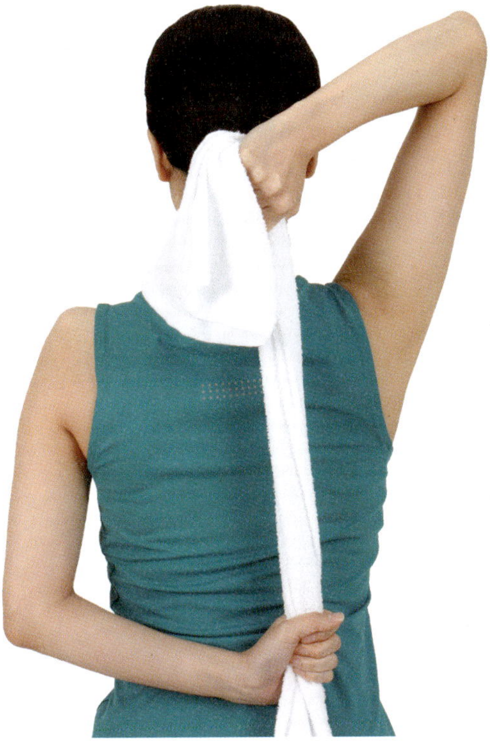

1

한쪽 손을 머리 위로 들어 팔꿈치를 굽혀서 수건을 움켜잡습니다. 또 다른 한 손으로는 허리 뒤쪽에서 그 수건의 반대쪽을 잡습니다.

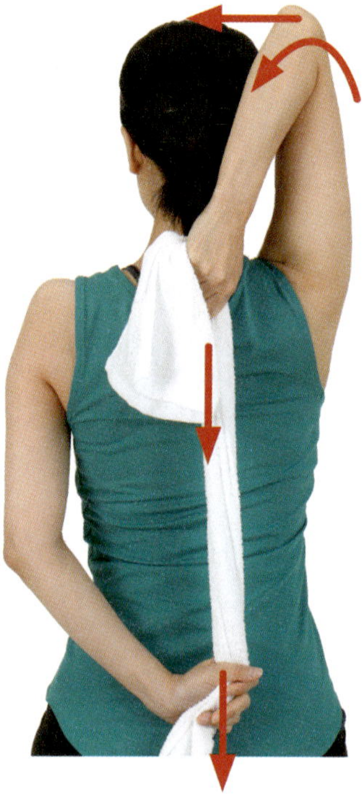

2

아래쪽 손으로 수건을 잡아당기면서 위쪽 팔의 위팔세갈래근을 20초 동안 이완시킵니다.
위쪽 팔꿈치는 머리 뒤로 오도록 합니다.

좌우를 각각 3회 반복합니다. 익숙해지면 더 오랫동안 이완시킵니다.
좌우로 동작을 하기 힘들면 시간을 들여 천천히 풀어주도록 합니다.

나쁜 자세

위쪽 팔꿈치가 머리에서 떨어지거나, 허리가 휘면 안 됩니다.

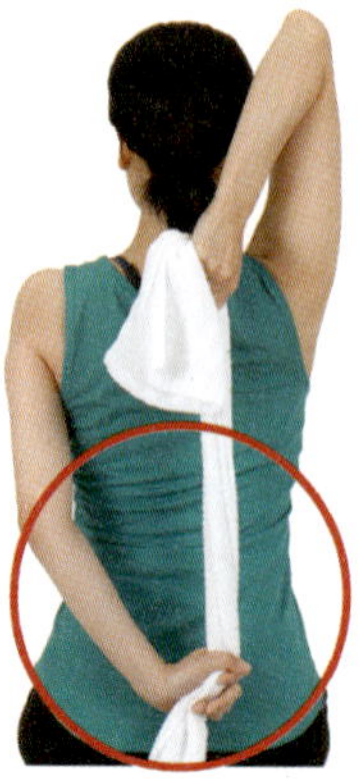

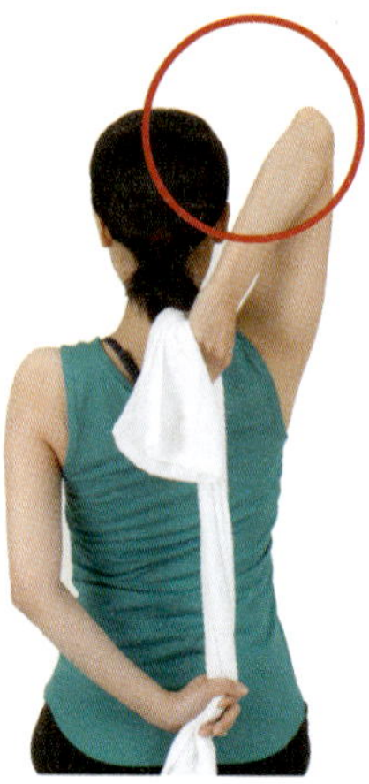

3 어깨 주변의 근막 이완 40초 3회씩

브래지어의 후크를 채우기 어렵거나, 머리를 묶는 것이 어렵거나, 만세 자세에서 손을 뒤로 돌리는 것이 어려울 때, 어깨 주변의 근육을 이완하는 방법입니다.

팔

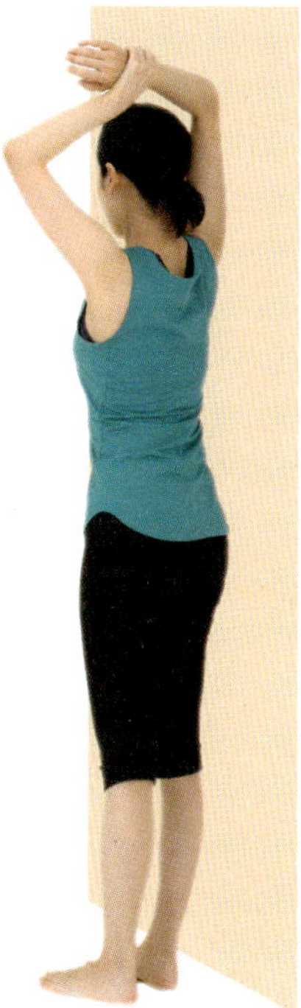

1

팔을 들어 올려, 벽에 올린 쪽 몸을 붙입니다. 또 다른 손으로 올린 쪽 손목을 잡습니다.

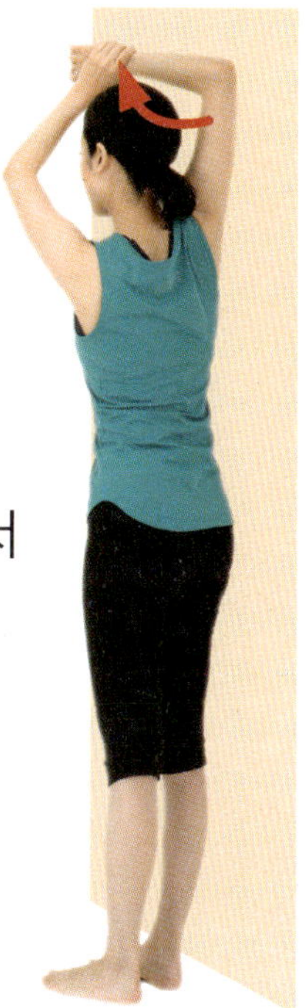

2

여기서부터 손목을 앞으로 당겨서 가쪽돌림근(팔을 바깥쪽으로 비트는 근육)을 20초 동안 이완시킵니다.

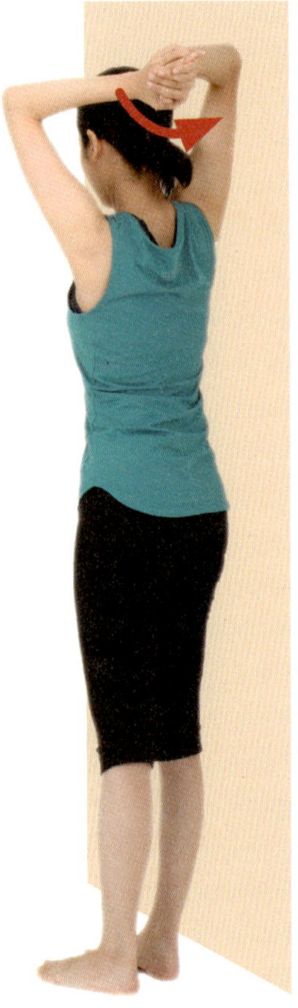

3

다음으로 손목을 뒤쪽으로 눌러서 안쪽돌림근(팔을 안쪽으로 비트는 근육)을 20초 동안 이완시킵니다.

좌우를 각각 3회 반복합니다. 익숙해지면 더 오랫동안 이완시킵니다. 좌우로 동작을 하기 힘들면 시간을 들여 천천히 풀어주도록 합니다.

나쁜 자세

위쪽의 팔꿈치가 머리보다 앞쪽에 있거나, 몸도 함께 회전하면 안 됩니다.

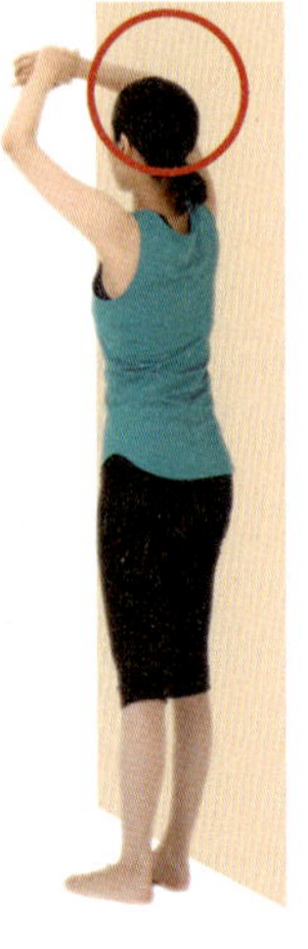

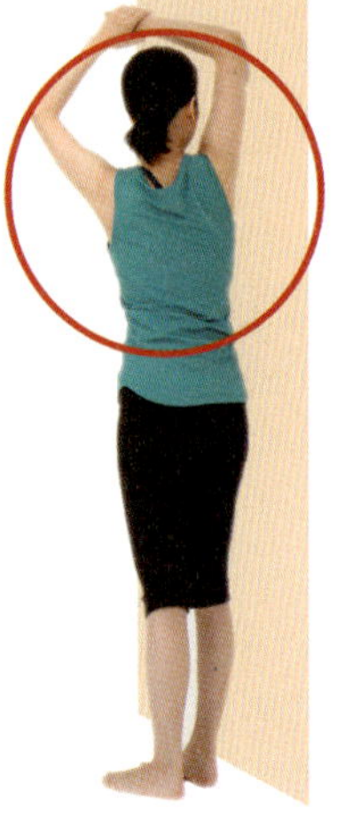

Chapter

14

볼을 이용한 근막 이완

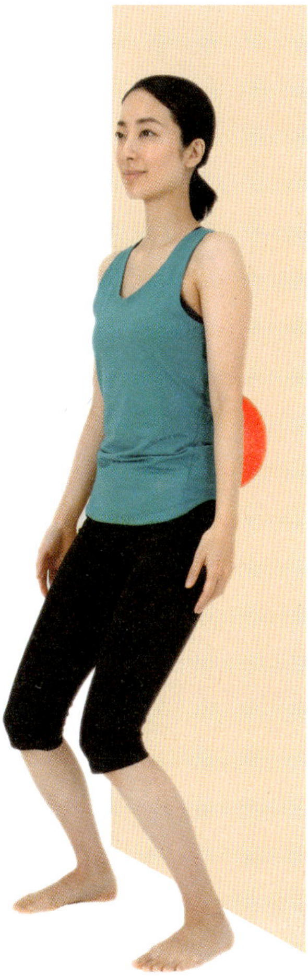

1 일어서서 볼을 이용한 근막 이완 90초

공기로 부풀리는 부드러운 볼을 준비합니다. 볼 위에서 여러 방향으로 몸을 움직여 볼의 압력과 회전을 이용해서 근막을 이완시킵니다. 볼은 직접 피부에 닿도록 합니다. 등 전체가 풀리고, 혈액순환이 좋아져서 움직임도 좋아집니다. 자세의 개선으로도 이어집니다.

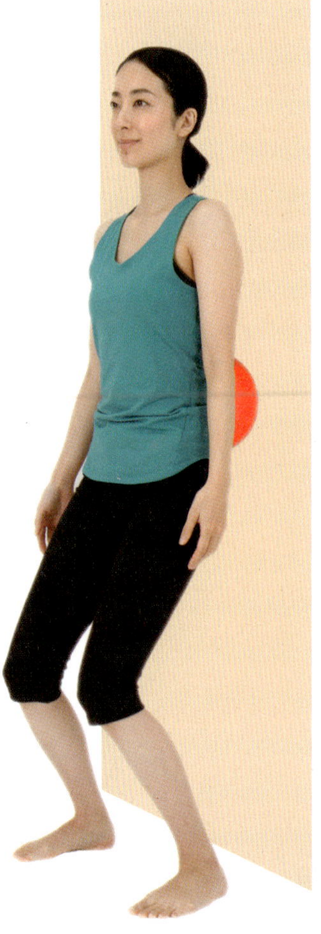

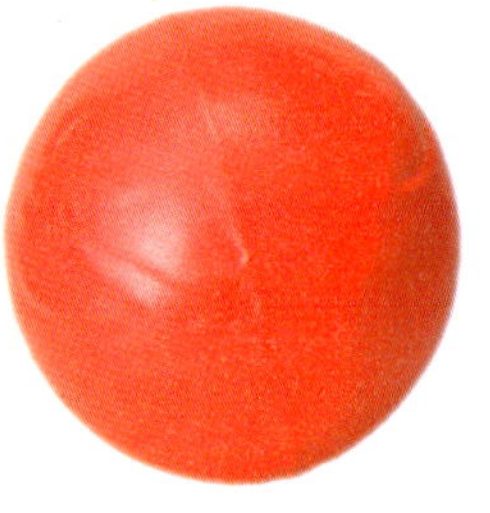

1

벽을 등지고 서서 살짝 양쪽 무릎을 굽힙니다. 볼을 벽과 등 사이에 끼웁니다.

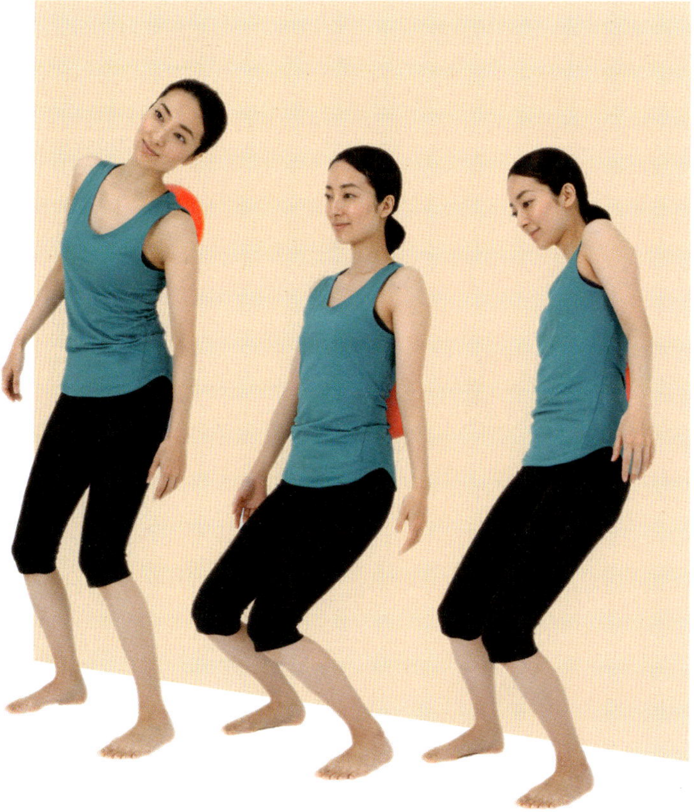

나쁜 자세

볼이 너무 작거나 딱딱하거나,
볼이 몸 밖으로 나갈만한 큰
동작은 안 됩니다.

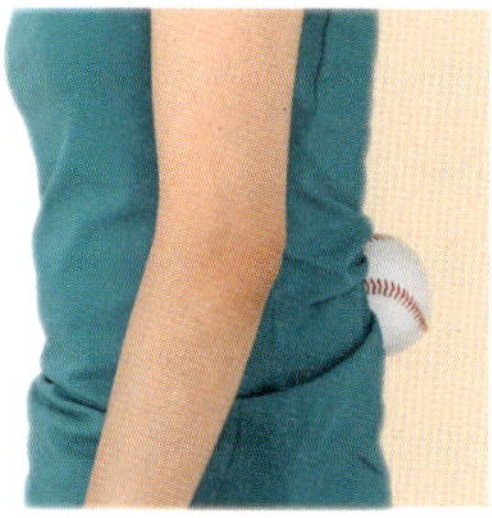

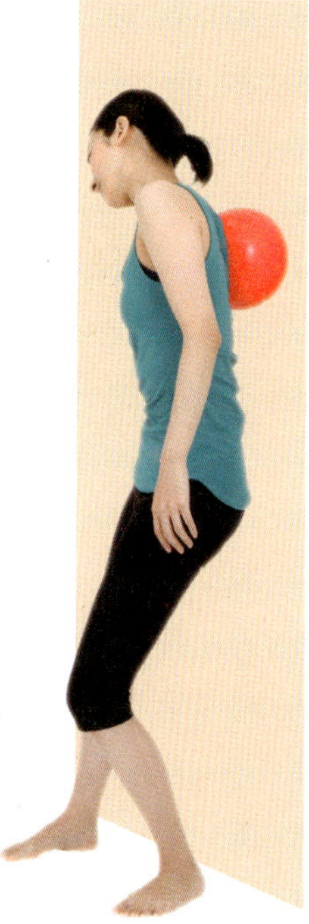

볼

2

무릎을 굽히거나 펴거나, 몸을 비틀어
여러 방향으로 몸을 움직여서
근막을 이완시킵니다.

전체 동작을 처음에는 30초부터 시작하여, 90초까지 지속할 수 있도록 합니다. 볼의 위치도 바꾸면서 똑같이 이완시킵니다.

2 하늘 보고 누워 볼을 이용한 근막 이완 90초

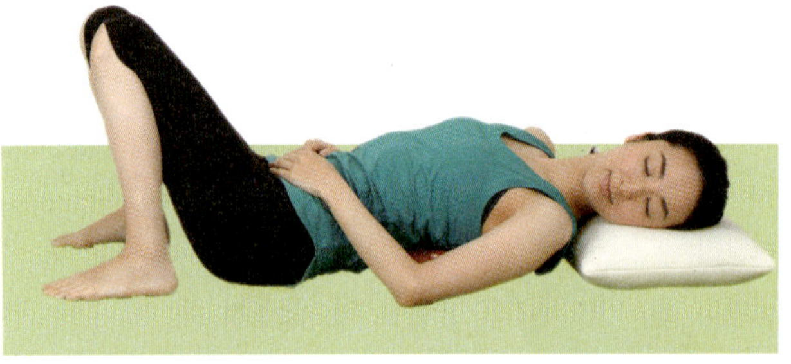

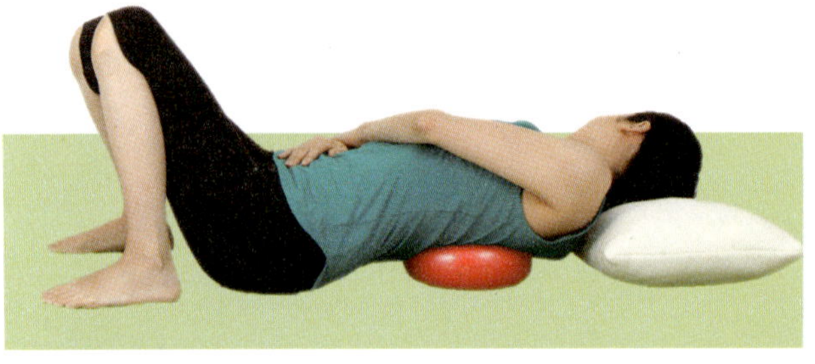

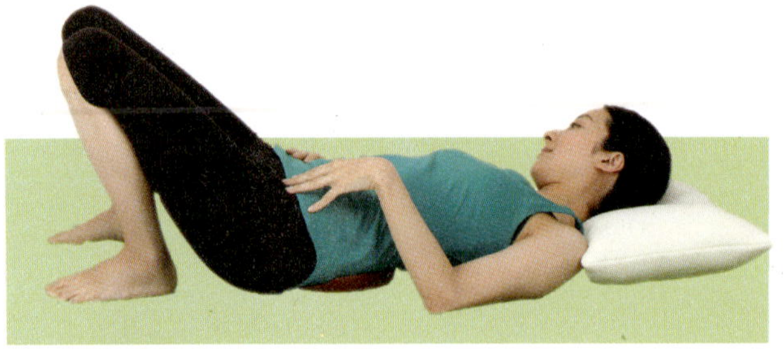

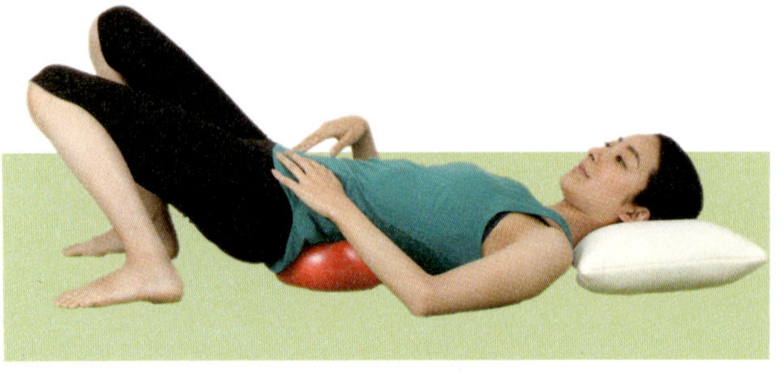

1

하늘을 보고 누워서 양쪽 무릎을 굽히고, 볼을 바닥과 등 사이에 끼웁니다. 몸을 비틀거나 여러 방향으로 움직입니다.

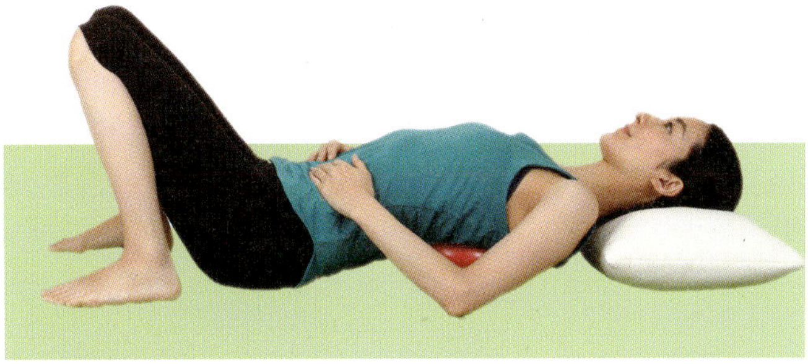

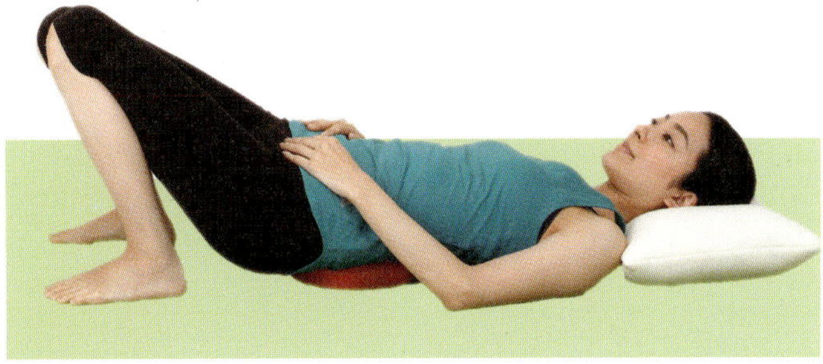

2

볼의 위치를 등 위쪽에서 30초 동안, 등 가운데서 30초 동안, 엉덩이 부위에서 30초 동안 이완시킵니다.

나쁜 자세

무릎을 굽히지 않고 편 채로 하거나, 턱이 올라간 채로 하면 안 됩니다.

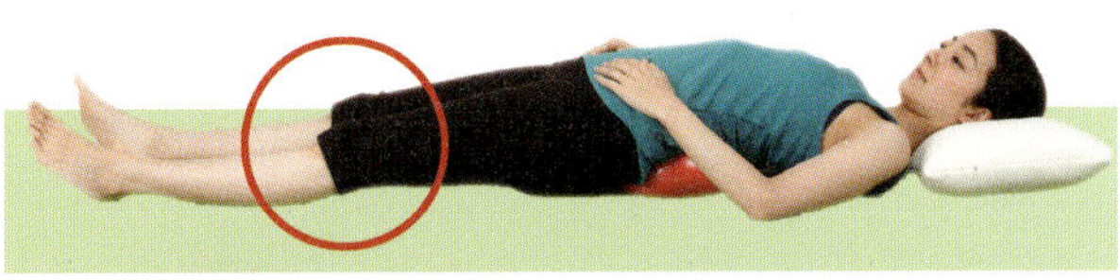

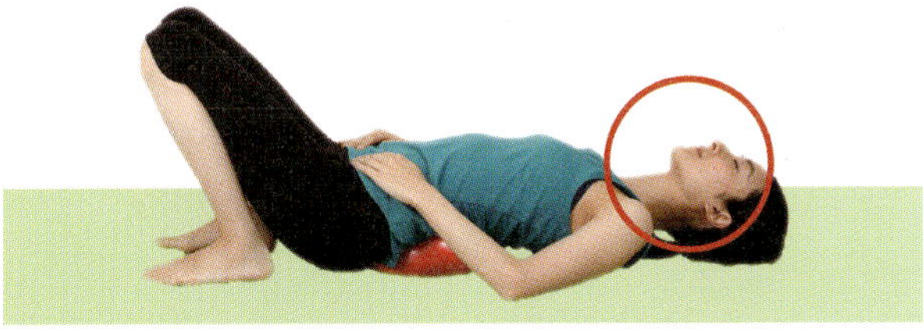

볼

Chapter

15

부종 개선을 위한 근막 이완

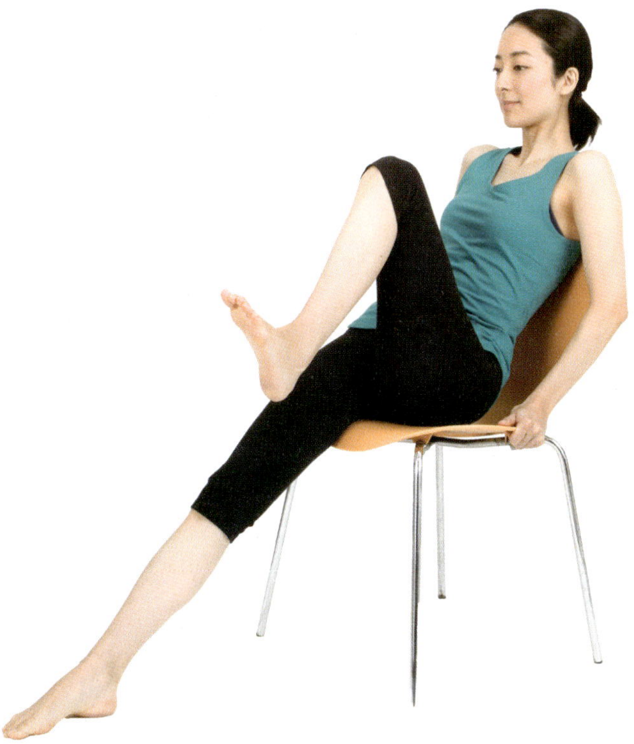

1 열고 닫는 근막 이완 90초 3회

손발이 차가워지는 냉증이 있어 밤에 잠을 들지 못하거나, 앉아서 하는 일이 많아 다리가 붓거나 아침에 얼굴이 부어 있으며 목과 가슴 라인이 매끈하지 않는 증상에 효과적입니다. 냉증이나 부종을 개선하고 림프의 흐름도 원활하게 합니다. 하루 중 아침·점심·저녁으로 해주면 더 효과가 좋습니다. 밤에는 따뜻한 목욕물에서 하면 좀 더 효과적입니다.

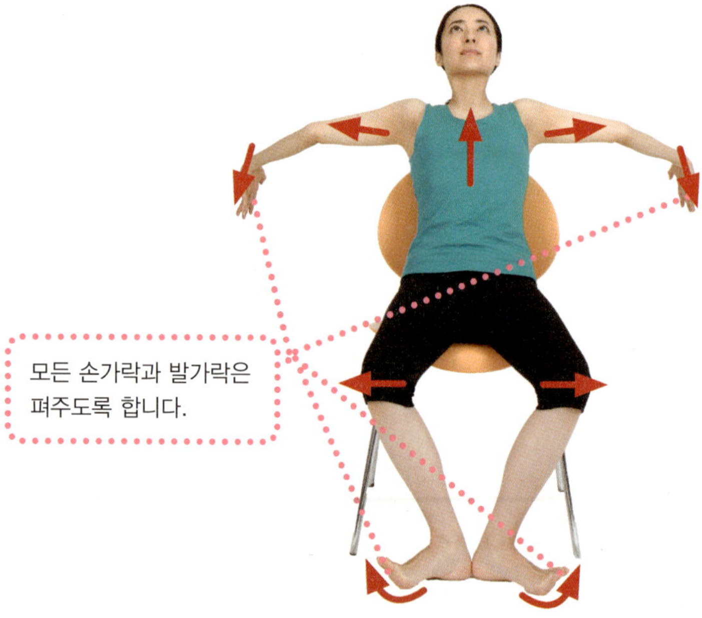

1

의자에 앉아서 양쪽 발뒤꿈치를 붙인 상태로 양발 끝과 양쪽 무릎을 바깥쪽으로 회전시킵니다. 턱은 가볍게 당긴 채로 등받이에 의지하여 양손을 어깨높이 높은 위치에서 뒤쪽으로 벌려 가슴을 편 상태로 20초 동안 이완시킵니다.

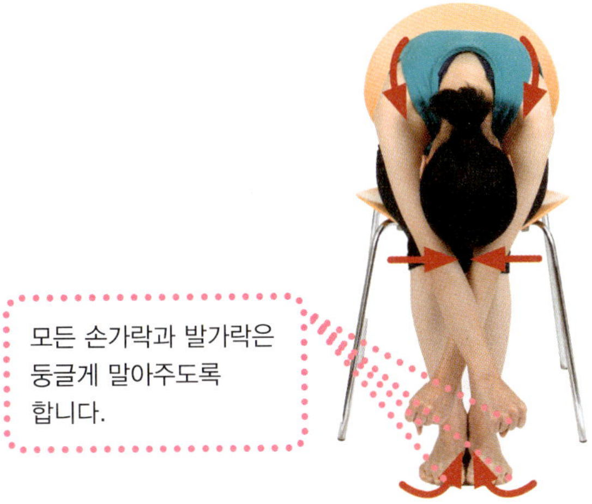
모든 손가락과 발가락은
둥글게 말아주도록
합니다.

2

다음으로 턱을 당기면서 몸을 둥글게 합니다. 양쪽 무릎과 양발 끝을 붙여서 양손은 교차시키고 몸을 양쪽 무릎에 붙여서 20초 동안 이완시킵니다.

부종 개선

이 동작을 3회 반복합니다. 익숙해지면 더 오랫동안 이완시킵니다. 좌우로 동작을 하기 힘들면 시간을 들여 천천히 풀어주도록 합니다. '② 자전거 타기 근막 이완'과 '③ 겨드랑이 아래부분을 펴주는 근막 이완'의 뒤에도 한 번 해주면 효과가 더욱 좋아집니다.

나쁜 자세

턱이 너무 올라가거나, 무릎을 열지 못하거나 허리 휘면 안 됩니다.

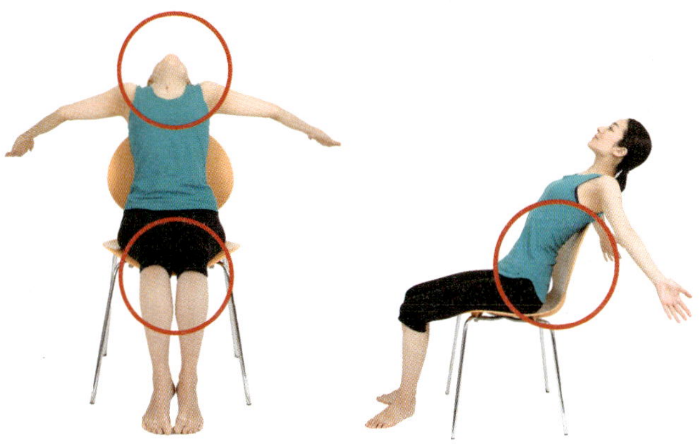

2 자전거 타기 근막 이완 20초 5회씩

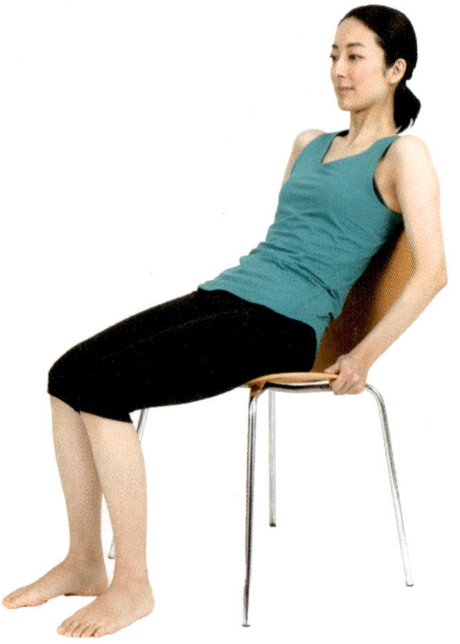

1

의자에 앉아 엉덩이를 앞으로
내밀고, 등받이에 기대어
의자의 옆을 양손으로
가볍게 잡습니다.

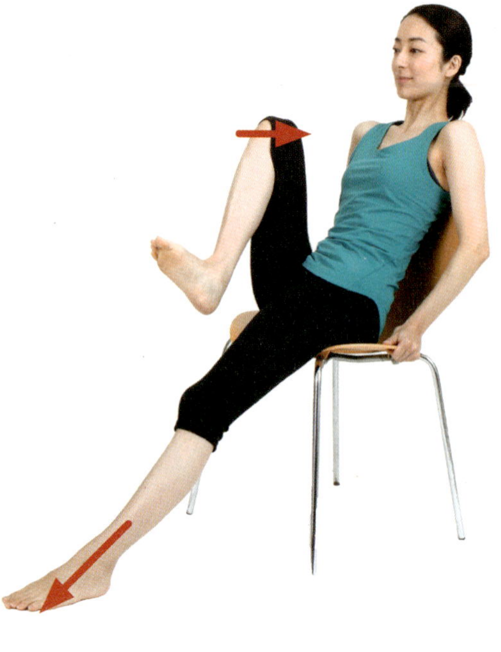

2

한쪽 무릎은 최대한 펴고,
발바닥은 바닥에 붙입니다.
다른 한쪽 무릎은 구부려
가슴 쪽으로 당겨줍니다.
발끝도 앞으로 끌어 당깁니다.
이 상태에서 10초 동안
이완시킵니다.

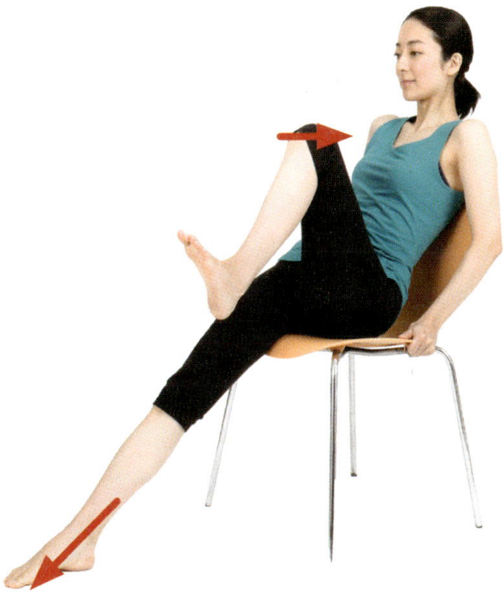

3

반대쪽도 똑같이 합니다.
절대 무리하지 말고,
할 수 있는 범위에서
10초 동안
이완시킵니다.

부종 개선

좌우를 각각 5회 반복합니다. 익숙해지면 더 오랫동안 이완시킵니다.

나쁜 자세

허리를 너무 굽히거나, 무릎을 무리하게
가슴 쪽으로 당기면 안됩니다.

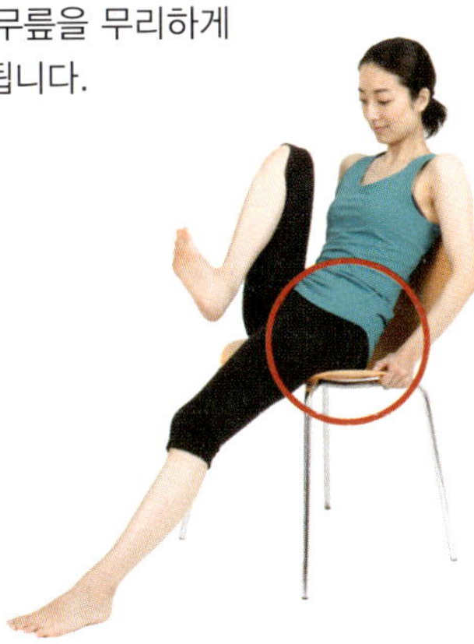

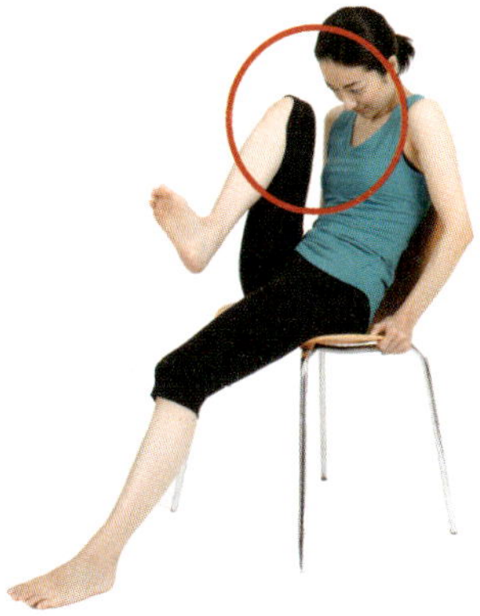

3 겨드랑이 아래부분을 펴주는 근막 이완
40초 3회씩

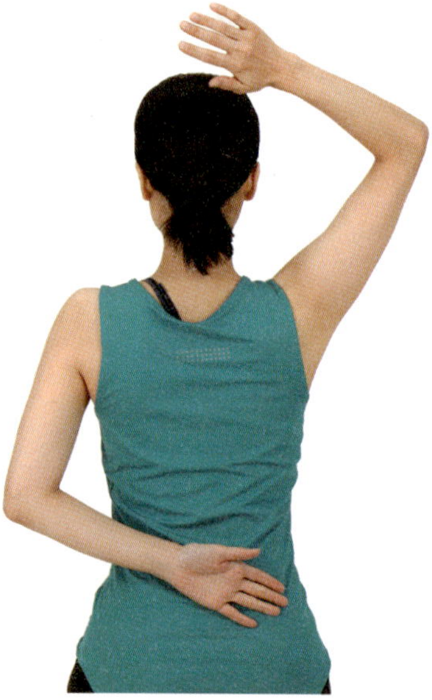

1

의자에 앉아 오른팔을 머리 위로 올리고, 왼팔을 등 뒤로 돌려, 각각의 팔꿈치를 90도 직각으로 굽힙니다.

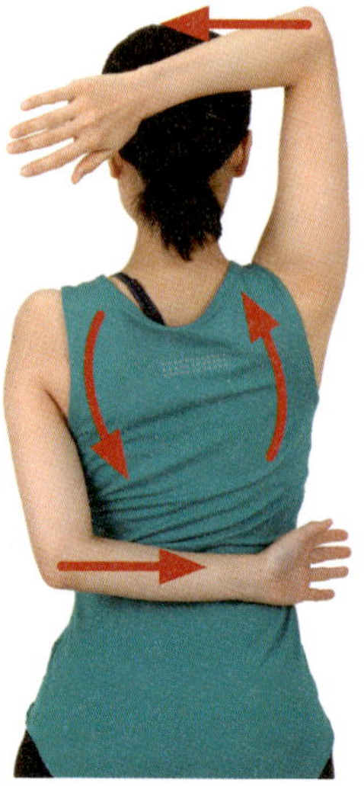

2

양쪽 어깨뼈를 뒤에서 볼 때 시계 반대 방향으로 돌리듯 팔을 움직입니다. 팔꿈치는 직각으로 굽힌 상태입니다. 이 상태로 20초 동안 이완시킵니다.

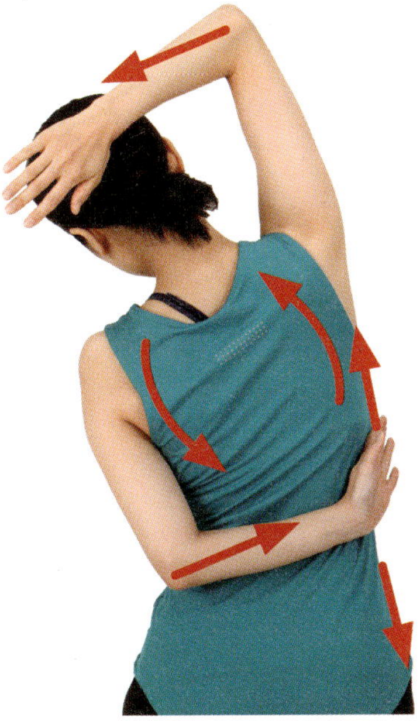

3

이어서 몸을 왼쪽으로 기울여서 오른쪽 겨드랑이 아래를 펴주고 20초 동안 이완시킵니다.

좌우를 각각 3회 반복합니다. 익숙해지면 더 오랫동안 이완시킵니다.
좌우로 동작을 하기 힘들면 시간을 들여 천천히 풀어주도록 합니다.

나쁜 자세

어깨뼈(견갑골)를 회전시킬 때 팔꿈치만 굽히거나, 몸을 기울일 때 엉덩이가 떠서는 안 됩니다.

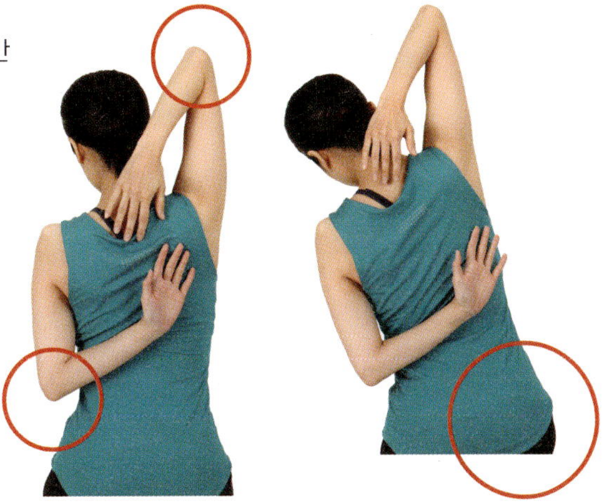

Chapter

16

근막에 좋은 생활 습관

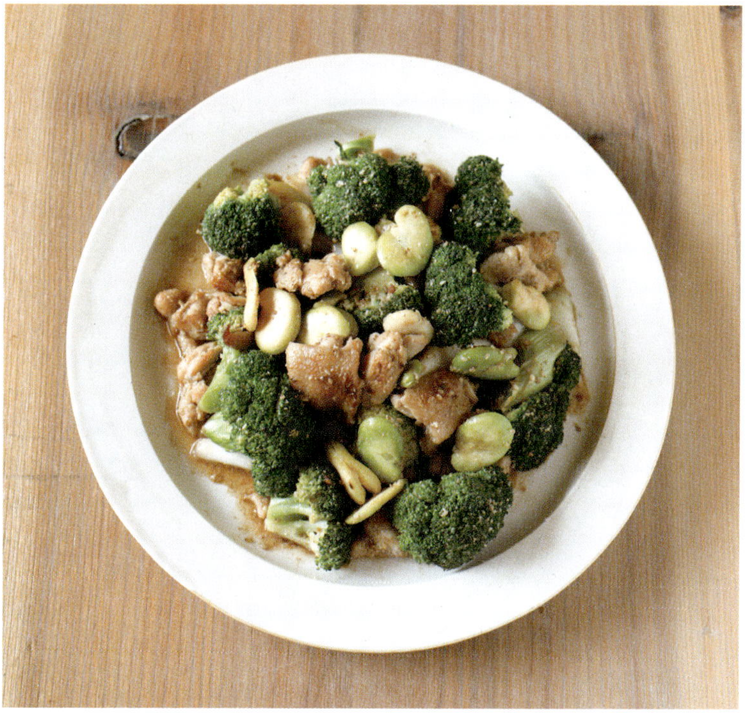

식사에서 주의해야 할 것은?

결림을 푸는 데 도움이 되는 영양소에는 근육이나 말초신경에 필요한 에너지를 만들어 주는 비타민 B1과 혈액순환을 돕는 비타민 E가 있습니다. 비타민 B1은 수용성 비타민으로 열에 약하기 때문에 주의해야 합니다. 과도하게 섭취해도 몸에서 배출되기 때문에 부작용을 걱정할 필요는 없습니다. 비타민 E는 지용성 비타민으로 식물성 기름에 풍부하게 포함되어 있지만, 산화되기 쉽고 열에도 약하기 때문에 샐러드 드레싱 등을 사용하여 싱싱한 것을 생으로 먹는 것이 효과적인 섭취 방법입니다. 또한 비타민 C와 함께 섭취하면 비타민 C가 비타민 E의 항산화 작용을 높여주기 때문에 더욱 좋습니다.

피로를 회복시켜서 통증을 완화하는 데는 피로회복 비타민이라고 불리는 비타민 B1이나 구연산이 좋습니다. 또한 젖산을 체외로 배설하기 위해서는 혈액순환 촉진 작용이 있는 비타민 E, 손상된 말초신경을 회복시키기 위해서는 비타민 B12, 연골의 재생을 촉진하고, 세포와 세포를 잇는 결합조직 성분의 하나인 뮤코다당(mucopolysaccharide) 성분의 기초가 되는 글루코사민 제품이나 신진대사의 개선에 영향을 미치는 콘드로이틴(chondroitin) 등도 통증 완화에 효과가 있다고 여겨지고 있습니다.

균형 잡힌 식사

균형 잡힌 충분한 영양은 몸의 안쪽부터 피부를 아름답게 만듭니다. 특히, 비타민 A(육류의 간, 장어, 오징어, 버터, 달걀 등)나 단백질은 피부의 보습 기능에 큰 역할을 하고 있기 때문에 적극적으로 섭취하도록 합니다.

또한, 급격한 체중 변화는 피하도록 합니다. 그 변화에 피부의 확장, 축소가 대응할 수 없게 되어 주름의 원인이 됩니다. 적절한 단백질, 비타민 A · B · C · E, 수분을 섭취하여 체중을 조절하도록 합니다. 또한 질 좋은 수면을 취하여 성장 호르몬의 분비를 유지하는 것도 중요합니다.

피부의 안티에이징으로써 생활습관의 개선이나 적절한 운동이 중요한데 그 외에도 코엔자임 Q10과 같은 항산화 물질을 섭취하거나 피부로 흡수시키는 것도 유용한 방법입니다.

1. 콜라겐과 엘라스틴

콜라겐에는 '동물성 콜라겐'과 '해양성 콜라겐'이 있습니다. 동물성 콜라겐은 닭날개, 닭고기, 닭의 껍질, 소의 힘줄, 연골, 족발, 돼지 귀 등에 있습니다. 열에 강하고 가공하기 쉬운 것이 특징입니다. 해양성 콜라겐은 생선 머리, 생선 뼈, 껍질이 붙은 생선 살, 상어 지느러미, 가오리 지느러미, 가자미, 소라 등이 있습니다. 동물성 콜라겐이 비해 흡수성은 좋으나 열에 약해 가열을 하면 콜라겐의 분자 구조가 흐트러지기 쉽다는 단점이 있습니다. 콜라겐을 포함한 음식에는 지방 성분이 많아 섭취 시 주의해야 합니다.

그러면 콜라겐을 섭취한다고 해서 피부 콜라겐으로 다시 태어나는 것일까요? 답은 '노'입니다.

콜라겐은 거대한 분자 구조로 만들어진 단백질이므로 섭취를 해도 아미노산까지 소화된 후 흡수되기 때문에 콜라겐 자체로 소화관에서 흡수되지 않습니다. 이 아미노산은 단백질의 구성 성분입니다. 분해된 아미노산은 부족한 단백질로 우선적으로 합성됩니다. 즉, 다른 단백질이 부족하면, 콜라겐이 되지 않는 것입니다. 다만 최근 연구에서 콜라겐을 섭취하면 콜라겐의 신진대사가 좋아져, 다시 콜라겐으로 합성될 확률이 높아진다는 것을 알게 되었습니다.

가능한 한 콜라겐 합성을 위해 평소에 좋은 단백질을 섭취하는 것이 중요합니다. 여분의 당분은 콜라겐 생성을 저해하기 때문에 조심해야 합니다. 또한, 콜라겐 합성에는 비타민 C(파슬리나 블로콜리, 피망 등의 녹황색 채소, 레몬, 그레이프프루트, 키위, 딸기, 베이컨, 명란젓 등)나 철분이 필요합니다. 비타민 C가 부족하면 콜라겐을 정상적으로 합성할 수 없게 됩니다. 펩타이드 콜라겐 보충제 등을 섭취할 때도 비타민 C를 함께 섭취하는 것이 좋습니다. 엘라스틴은 소고기 닭날개, 말린 멸치, 가다랑어포, 팥 등에 들어 있습니다. 특히 닭의 껍질이나 멸치는 엘라스틴의 좋은 보급원이 됩니다.

그러나 동물성 식품에 포함된 엘라스틴은 물에 잘 녹지 않으며, 섭취 시 어디까지 체내에 흡수되어 이용되는지는 잘 알려져 있지 않습니다.

식사 시 섭취된 엘라스틴은 아마도 소화관에서 일단 분해되어 체네에 흡수되고, 그 분해된 물질이 엘라스틴 합성의 원료로서 사용된다고 생각됩니다. 아미노산은 엘라스틴을 합성하는 세포의 활성화에도 도움이 되므로 아미노산을 보충하는 것으로 엘라스틴은 물론, 엘라스틴 분자의 가교를 만드는 효소의 합성이 촉진된다고 생각됩니다. 그런 의미에서 식사로 엘라스틴을 얻는 가치가 있을지도 모릅니다.

또한, 엘라스틴 합성에는 비타민 B2(달걀, 낫토, 육류의 간, 장어, 치즈, 누에콩 등)이 필요합니다.콜라겐과 엘라스틴은 수면 중에 활성화되므로 자기 전에 섭취하는 것을 추천합니다.

체내 시간으로 밤 12시 정도가 세포 분열이 가장 활발하게 일어나며, 깨어 있는 상태에서는 혈액이 근육이나 뇌로 가기 때문에 많이 전환되지는 않습니다. 밤 10시~12시 정도에 잠들면 혈액이 피부로 많이 공급되어 피부가 재생되기 쉬운 상태가 됩니다.

2. 콜라겐과 엘라스틴 모두 균형있게 섭취할 수 있는 요리

닭날개(뼈 제외) · 브로콜리 · 누에콩 · 파를 이용한 참깨된장볶음

닭날개는 콜라겐과 엘라스틴을 가지고 있습니다. 브로콜리는 콜라겐의 흡수를 돕는 비타민 C를 포함하고 있습니다. 누에콩은 엘라스틴의 작용을 높이는 비타민 B2를 포함하고, 참깨는 콜라겐의 흡수를 돕는 철분을 가지고 있습니다. 파는 비타민 C와 철분, 된장은 단백질 · 탄수화물 · 미네랄 · 지질 · 비타민 등 몸을 구성하는 데 필요한 필수 아미노산이 10종류 이상 들어 있습니다.

재료는 4인분 기준입니다.

닭날개(뼈 제외) 250g을 칼집을 내어 간장 2 작은술, 청주 2 작은술, 굴 소스 2 작은술로 밑간을 합니다. 브로콜리 1/2개를 작게 자릅니다. 파 1개를 1cm 너비로 어슷썰기합니다. 칼집을 넣은 누에콩 200g을 준비합니다.

프라이팬에 물 1컵, 소금 약간을 넣고 끓여, 끓으면 브로콜리를 넣어 익인 후 소쿠리에 꺼냅니다. 누에콩은 살짝 데쳐 껍질을 벗깁니다.

프라이팬에 식용유 1 큰술을 두르고 닭날개를 볶습니다. 고기가 익으면 파와 누에콩을 추가하여 볶고 파의 숨이 죽으면 브로콜리를 추가하여 볶습니다.

된장 1/2 큰술, 맛술 1 작은술, 약간의 소금으로 간을 맞추고, 흰 참깨 2 큰술을 넣어 살짝 볶아 마무리합니다.

3. 부종을 개선하는 식사

염분을 너무 많이 섭취하면 혈액 중의 수분을 혈관이나 림프관 밖으로 밀어내거나 여분의 간질액을 늘리기 때문에 많은 양의 염분 섭취는 피하는 것이 좋습니다.

수분의 보급은 낮에는 많이, 밤에는 조금 줄이도록 합니다. 음료는 가능한 한 따뜻한 것이 좋습니다. 마사지 등을 받은 후에도 노폐물 배출을 돕기 위해 미지근한 물을 2잔 정도 마십니다.

또한, 알코올은 혈관 내 탈수 작용을 하기 때문에 술은 과음하면 몸의 수분이 손실되고, 혈액 농도가 높아집니다. 높아진 혈액 농도를 낮추기 위해서는 혈관 내의 수분을 잡아둬야 합니다. 이 때, 붙잡은 수분의 일부가 부종이 됩니다. 알코올을 너무 많이 섭취하지 않도록 합니다.

칼륨이 많이 포함된 채소나 과일, 비타민 B1(돼지고기, 현미, 메밀국수, 땅콩, 콩, 장어 등)이 많이 포함된 음식이나 해초류는 수분대사를 원활하게 하는 작용이 있으므로 적극적으로 섭취하도록 합니다. 매운 음식이나 맛이 진한 음식은 림프액 농도를 높이기 때문에 림프관 내의 노폐물이 배출되기 어려워집니다. 단백질이나 미네랄(특히 칼륨, 칼슘, 마그네슘 등)의 균형을 고려해야 합니다.

월경 전 부종에는 비타민 B6(가다랑어, 참치, 고등어, 연어, 육류의 간, 바나나, 고구마 등)이 효과가 좋습니다. 또한, 칼륨의 과잉 섭취는 신장 기능 장애 등의 심각한 문제로 이어질수 있으니 주의하도록 합니다.

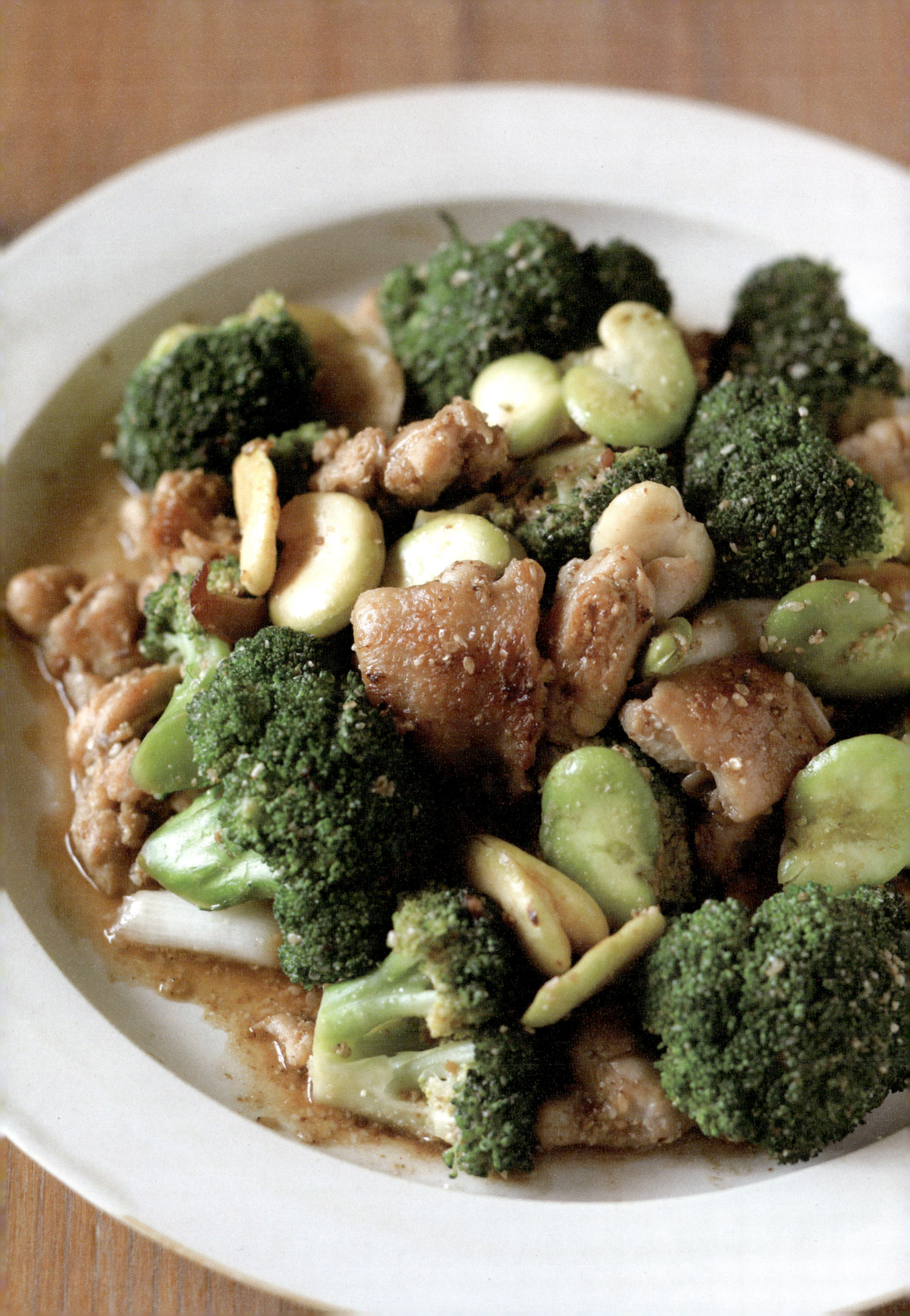

일상 생활에서 주의해야 할 것

근육의 활동과 휴식의 균형을 중요시하여 장시간 근육을 피로하게 하거나 같은 자세를 취하는 것은 피하도록 합니다. 턱을 들어 올리고 등을 둥글게 굽히는 자세, 오랜 시간 동안 팔을 위로 올리는 동작은 최대한 피하도록 합니다.

거울을 들여다 보면서 화장하거나, 턱을 들어 올리듯이 턱을 괴고 있거나, 턱을 앞으로 내밀고 스마트폰을 보거나, 컴퓨터 모니터를 장시간 바라보거나, 텔레비전을 가까이서 턱을 내민 채로 보거나, 식사 시 고개를 너무 숙이고 먹거나, 장시간의 독서나 다림질 그리고 운전....등을 피하도록 합니다.

일반적으로 같은 자세를 1시간 이상 지속하면 근막이 딱딱하게 굳어지는 경향이 있습니다.

살이 너무 많이 찌는 것도 좋지 않습니다. 비만은 근육의 감소를 초래하고 척추에 부담을 줍니다. 비만지수(body mass index, BMI)=체중(kg)/신장(m)^{2}을 계산합니다.

WHO는 아래와 같이 BMI 지수를 분류합니다.

18.5 미만: 저체중
18.5~24.9: 정상 범위
25.0~29.9: 비만 전단계
30.0~34.9: 비만 I
35.0~39.9: 비만 II
40.0 이상: 비만 III

책상에 오래 앉아 일하거나 자동차 운전을 오래하는 사람은 자주 몸을 움직여 주어야 합니다. 또한, 가능한 한 일하는 중간에 휴식 시간을 가지고 몸을 움직일 수 있는 시간을 만드는 것이 좋습니다.

평소 생활에서나 일하는 동안에 올바른 자세를 의식하여 몸을 크게 움직이고, 이 책에서 소개한 근막 이완을 자주 하면서 습관화하는 것이 중요합니다. 의식하여 했던 것을 점차 무의식적으로 될 수 있도록 합니다.

온찜질? 냉찜질?

근막을 이완할 때 근육의 긴장을 풀어주고 혈액순환을 잘 되게 하는 것도 중요합니다. 만성적으로 근육이 굳어 있는 경우에는 혈액순환이 감소되어 있으므로 온찜질을 기본으로 합니다. 온찜질로 열에너지가 생체에 더해져 순환의 개선이나 통증의 경감 등 생리적인 반응이 나타납니다.

일상생활 중에 목욕을 하면서 몸을 따뜻하게 하거나, 마음을 평온하게 하는 것도 효과적입니다.

그러나 허리나 어깨의 통증이 갑자기 발생하여 붓고, 열이 있는 경우에 온찜질하는 것은 역효과가 납니다. 냉찜질이나 아이싱(icing) 등으로 열을 식히는 것이 중요합니다.

목욕을 하는 방법에는 온수욕, 고온수욕, 미온수욕이 있습니다. 온수는 39~42도로 가장 이완하는 데 효율적입니다. 41도 정도로 20분 정도 전신욕을 하는 것이 이상적입니다. 이것으로 혈액순환이 좋아져 신진대사를 활발하게 하고 목이나 어깨가 뭉친 것을 풀어줄 수 있습니다.

고온수는 42도 이상을 말합니다. 이 온도에서는 교감신경이 작용하고, 신진대사가 촉진되어 피로물질의 배출을 돕고 땀이 나게 하여 노폐물도 배출시키기 때문에 몸의 피로가 회복됩니다. 아침에 일어나서 하는 샤워나 족욕에 어울립니다. 이 온도로 전신욕을 하면 혈액 점도가 상승하기 때문에 고혈압인 분은 하지 않는 것이 좋습니다.

미온수는 37~39도입니다. 반신욕에 적당하고, 부교감신경이 우위가 되어 긴장을 풀어주고, 수면에 도움을 줍니다. 그러나 반신욕을 할 때, 어깨가 식을 수도 있기 때문에 따뜻한 수건을 어깨에 걸쳐두면 좋습니다.

끝으로

어떠셨나요?

이 책에서는 혼자서도 할 수 있는 근막 이완 방법을 소개하였습니다.
강하게 힘을 들일 필요는 없습니다. 기분이 좋다고 느껴질 때, 딱딱해진 근막이 버터가 녹듯이 풀리는 것을 느끼는 것이 중요합니다.
하나 하나의 동작을 하는 시간은 걸리지만 효과는 반드시 나타납니다.
통증 박사인 제가 해부학, 생리학, 운동학이라고 하는 의학적 지식을 기초로 하여 썼습니다. 과학적 근거를 바탕으로 한 내용으로 구성하였으니 안심하고 읽어주셔도 됩니다.

그러나 상처가 나거나 질병이 있는 경우, 통증이 강해지는 경우에는 병원에서 진료를 받고 상담하는 것이 좋습니다.

이렇게 많은 근막 이완 동작이 있으면 무엇을 해야 좋을지 고민하게 될지도 모릅니다.
신경쓰이는 곳이나 가능한 동작부터 시도해도 좋습니다.
무엇보다도 꾸준히 하는 것이 중요합니다.
나이를 먹으면서 비뚤어진 근막을 풀어주는 것입니다. 무리하지 말고, 힘들이지 않고 천천히 시간을 들여서 꾸준히 하는 것이 좋습니다.

개인차가 있지만 보통 2주가 지나면 몸의 변화를 느낍니다. 이어서 2주간 더 지속하면 주변의 사람도 변화를 알 수 있을 정도가 됩니다. 여기서 멈추지 말고 지속하는 것이 좋습니다.

근막 이완으로 균형 잡힌 몸을 만들어 뒤틀림과 처지고, 부조화된 몸을 바로잡기를 바랍니다.